曲黎敏图说
人体自愈妙药

曲黎敏 陈震宇　著

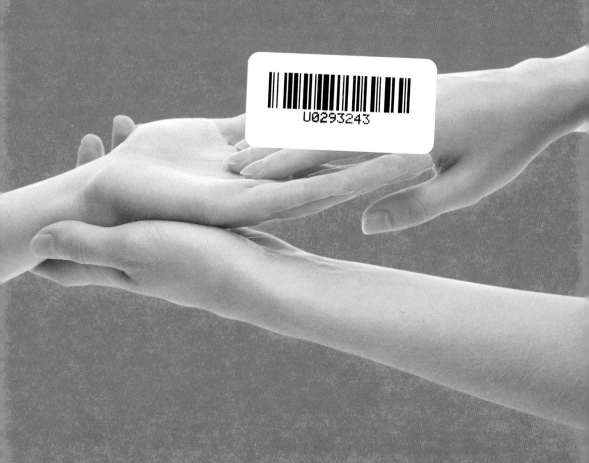

U0293243

江苏凤凰科学技术出版社　凤凰含章

图书在版编目（CIP）数据

曲黎敏图说人体自愈妙药 / 曲黎敏, 陈震宇著. --
南京 : 江苏凤凰科学技术出版社, 2015.6
ISBN 978-7-5537-3246-6

Ⅰ. ①曲… Ⅱ. ①曲… ②陈… Ⅲ. ①保健－按摩疗
法（中医） Ⅳ. ①R244.1

中国版本图书馆CIP数据核字(2015)第039761号

曲黎敏图说人体自愈妙药

著　　　者	曲黎敏	陈震宇	
责 任 编 辑	樊　明	葛　昀	
责 任 监 制	曹叶平	周雅婷	

出 版 发 行	凤凰出版传媒股份有限公司
	江苏凤凰科学技术出版社
出版社地址	南京市湖南路 1 号 A 楼，邮编：210009
出版社网址	http://www.pspress.cn
经　　　销	凤凰出版传媒股份有限公司
印　　　刷	北京鑫海达印刷技术有限公司

开　　　本	718mm×1000mm　1/16
印　　　张	17.5
字　　　数	250千字
版　　　次	2015年6月第1版
印　　　次	2015年6月第1次印刷

标 准 书 号	ISBN 978-7-5537-3246-6
定　　　价	42.00元

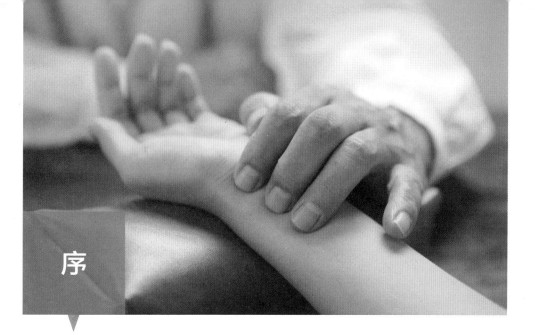

序

认识陈震宇是在2003年，印象中那是一个秋天的下午，我正在给台湾来的学生上选修课程《中医与传统文化》，有意无意地，我提到那个令人心醉的小小中医讲习所。下课后，一对外形般配的学生情侣走过来（男生就是震宇），他们俩的说话声音都很低，但温柔地笑着，表达十分明确："曲老师，我们跟随您走，我们就想依照那种方式学习中医。"

那是一种什么方式呢？

以传统"师带徒"的方式学习中医

那是一间小小的讲习场所，只有60平方米，位于21楼的高耸住宅里。每天傍晚，都有十几位中医药大学的学生，匆匆地从学校赶来，在楼下的馄饨馆先吃笼包子、喝碗蛋花汤，然后上楼，围坐在我从民间请来的医家高手身边，按照最传统"师带徒"的方式学习中医。

先是讲医学理论，基本是过去师徒之间口耳相传的口诀，然后大家在仅有的两张按摩床上，又扎针，又按摩，每个人都会轮流被扎、被按。更可爱的是，后来大家熟稔了，索性在上课前，就把针都扎在自己背上，背着针听课，直到下课后再取下。就这样，一批学生走了，一批又来，而震宇等人，几乎把所有老师的课都听了3遍以上。

以实例印证中医理论，快乐无比

第二年的寒暑假从家乡回来时，他们总是第一时间到我家，汇报他们卓越的成绩。例如，用脏腑按摩法救回昏迷的银发族、治愈经期呕吐的女性；用针灸急救火车上发病的患者；用某位老师传授的神奇针法，和其他高手交换一套整脊按摩法等。那时，我们便得意非凡，感到无比快乐和自豪。

更有意思的插曲是，当时我三四岁的儿子，在旁边也偷学了不少技艺。有一次我说："要是有人冒充妈妈的同事，去幼儿园接你，那该怎么办啊？"

他说："我会问她，发烧该吃什么药？按摩哪里？""她要说出吃什么药方呢？""那我会接着问她：'那什么情况下喝桂枝汤，什么情况下喝麻黄附子细辛汤呀？'"这大概就是所谓的"童子功"吧！

就这样，小小的中医讲堂越来越壮大，最后不得不又租了一间地下室做教室，墙上挂满经络图和修真图。如果学校没有课，我们会整天泡在一起切磋技艺。那段时光真是快乐啊！每天都有新的发现，每天也都有进步。

从半寸针到1米的针，我们都敢在身上尝试，也还真有晕针的同学，而在照顾的同时，我们也不会忘记试练把脉。

"神仙会"种下中医的种子

快乐时光一直延续到2007年，我渐渐地为杂事烦扰，无暇顾及小小的中医讲堂。或许因为我有吸引人气的特性，可以把各路奇人异士聚集在一起，我一忙，大家也就渐渐各奔东西。

每当想起那时，每周日高朋满座的"神仙会"，有时还会黯然神伤，只希望

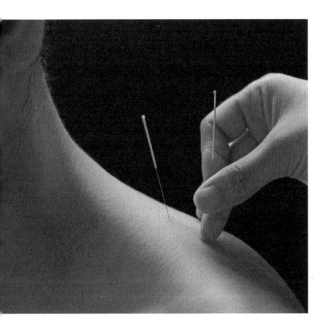

以后有空时，能再把大家聚集在一起。

令人欣慰的是，学生们不断成长，在这批学生当中，震宇最年长，也是最老练和成熟的。他本科毕业后未急着回台湾，而在休学一年又再进入我的研究所，成为我的研究生。

其实他的角色，正好分担了我原先的工作。在不少学校老师都已陆续退出"江湖"之际，震宇重新把这个重担担起来，将他之前学到的东西，继续传承下去。

薪尽火传，中医文化发扬光大

震宇是个沉稳老练、好钻研的人，他把众多老师的精华综合总结，创立很多既新颖且更行之有效的方法，并以"小老师"的身份，教给中医大的学生，也因此教室的灯光再度亮起，又有学生每晚来听他讲课，我真心祈祷这种师兄带师弟、师妹的场景永远存在。

想要将中医发扬光大，并不是件容易的事，它要求有人品、悟性、才情、学识，以及良师的指导，还要不为世俗所累，有资粮护佑，才能出一代大师。这其中的辛苦和欢乐，恐怕只有伊人自知！

这么多年来，大班、小班带了不少学生，佼佼者不过数人。2009年3月，一个花香浓郁的季节里，医圣祠外发酵厂的臭气四溢，我跪拜在南阳张仲景墓前一时哽咽，默默祈祷：宏愿深广，现实艰难，只求中医文化不绝如缕，薪尽火传！

震宇们就是小小的种子，将来一定会长成大树，那些粗壮茂盛的枝丫，一定会荫佑一方百姓。

一个新的夏天来临，无论多么浓郁、热烈，总还要心的清凉。

目录
Contents

03 颈肩臂部、胸背部
打通经络，告别落枕、颈椎病

04 胸腹部
五脏、胃、胆、大小肠疾病的养护

05 腿、腰部
远离腰痛、膝关节痛、大小腿痉挛

06 男性的症状
舒压补气血，按摩享性福

07 女性的症状
气血足、月事顺

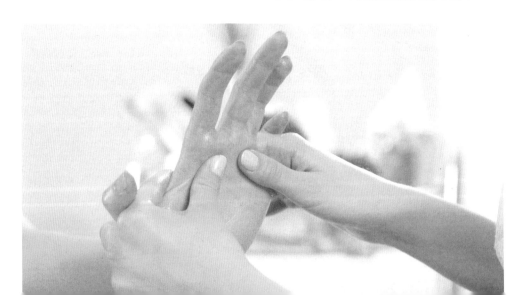

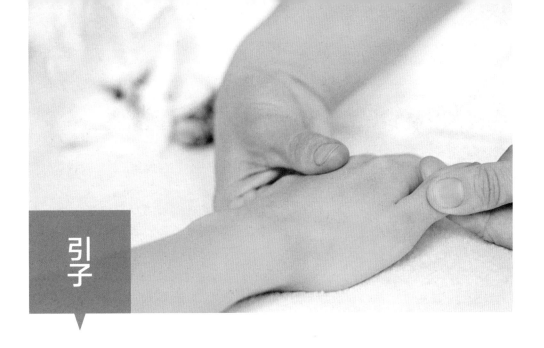

自己动手，开启身体自愈力

按摩源于手对身体的爱抚

小时候，母亲的爱抚直接温煦我们的心灵，当我们依偎在母亲怀抱时，会感觉安全、温暖；当我们的小手从母亲的手中滑落时，世界也开始变得陌生和孤独，就这样，母亲最初的爱抚，治愈了我们最初的痛。

长大成人后，我们依旧在找寻这种抚慰，在伴侣身上、在情人身上，甚至在衣服上、在被太阳晒过的棉被里。

按摩是自我疗法的秘密武器

当肚子疼痛、受寒时，我们会揉；皮肤搔痒，我们会抓；手脚冰冷，我们会捂、会搓。

按摩的特点由此逐渐凸显出来。首先，是手，然后，用手作用于身体。

这种方法最直接、最经济，也最能展现自己对自己的关爱，当我们领悟到这种"爱"后，即可把它当作礼物馈赠给他人。

按摩是古老的医疗方法

最初人们认为，超自然的精怪厉鬼是引起疾病的原因，因而发展出各种驱除病魔与疫鬼的方法和技术，试图达到驱魔、健身与治病等生存目的。

如酒最初是药，是通神的工具，上古的巫士借助酒的效力，达到"微醺"的状态来与神明沟通，帮助人们解除病痛折磨。

而后人们认识到服用药物之后，如果能达到一种"醺"的状态，治病的效果反而更好。

几千年来，我们的祖先在劳动生产中出现疼痛，用手去抚摸，为按摩奠定了基础，并逐渐形成中医按摩。

"医"字隐含传统医道

在"医"字里，我们可以全方位地理解传统医道。单单一个"医"字，涵盖了中医的医理、针刺、按摩和汤剂。

医理：《说文解字》训"医"（毉，

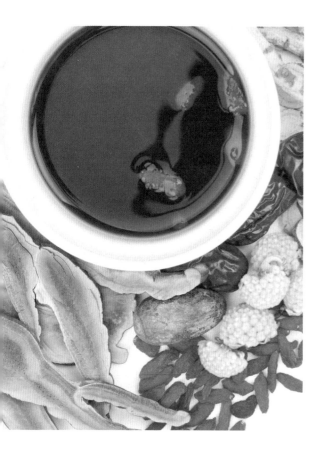

按摩是中医的基础

现代中医按摩的基础是传统的经脉理论，主要包含3部分，一是经脉部分，二是络脉部分，三是连属部分。经脉又可分为正经、奇经、十二经别。

十二正经系统是人体正常的生理系统，通常经脉图上所显示的，并不是经脉的全部。

经脉有"里支"和"浮支"，它们在经络图上无法表现，而十二条经脉却通过这许多分支相互沟通，相互络属，使人体里的气血，就像处在一个圆环之中，循环不已，周而复始地运行着。

里支：指经络在身体脏腑的内部循行，只有靠按摩和自我锻炼才可运动到，这也是按摩和传统健身术的核心所在。

浮支：大部分表现在四肢经脉的循行，因此，针刺可以大行其道。

一般来说，如果不能自我锻炼，如常打太极拳、易筋经，就需要靠别人按摩，以发挥治病和防病的功效。按摩是传统医学的基础。

按摩是中医治病的最高境界

最基础的，往往也是最高妙的。按摩建立在手对身体的感知上，建立在奇妙的经络理论上。

借由手对身体的感知，延续着古人体悟出的方法，对看不见的曲线摩、擦、滚、按，不仅可使身体重新恢复精力，且可让或窒闷、或浮躁的灵魂，重归祥和。

醫）字为"治病工也"。"医"字从"匚"，段玉裁解释为"矩"义，代表工匠，医生就是治病工，是修理人体的工匠。

针刺：从"矢"，箭头，以其锐利之象，代指砭石或针具；

"殳"为古代的兵器。一种解释为：像驱赶敌人一样来驱赶病魔，另一种解释是："殳"为水下摸物之义，为"摸"的古字，指按摩疗法。

从"酉"，酒器之形，许慎说，"酒所以治病也"，代指汤剂。

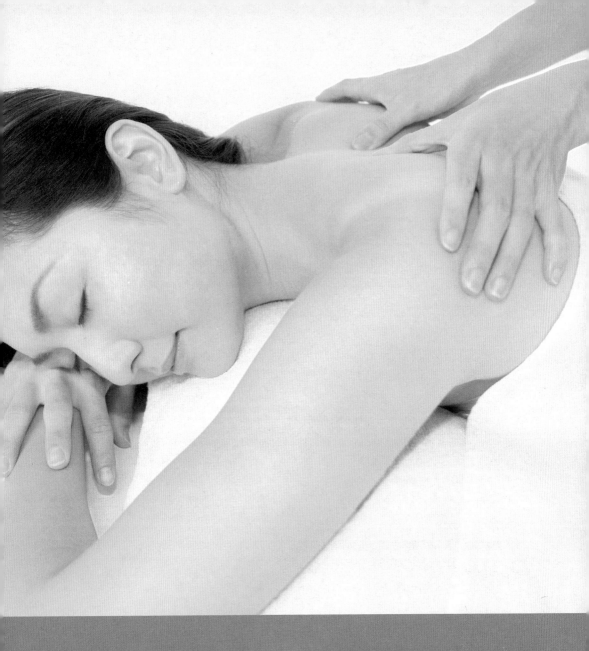

01

按摩

双手十指照顾身体最靠谱

现代医学有病治"病"，
中医强调治"未病"

现代预防医学，源自传染性疾病的经验

19世纪末至20世纪初，现代医学开始发展"预防医学"，这是人类在战胜天花、霍乱和鼠疫等烈性传染性疾病的经验中，逐渐建立起来的相对完善的预防医学理论和体系，并由医学科学体系中独立出来，主要研究方向，包括预防和消灭疾病，讲究卫生、增强体质，改善和创造有利于健康的生产环境和生活条件的科学。

近几年来，天花病毒已在中国彻底消失。接种"天花疫苗"就是根据预防医学的理论所实施。而"天花疫苗"最早的来源，却是中国人发明的"人痘术"。

现代医学对不明原因的病症，一般都束手无策，无法加以预防，更不用说治疗。

就如"天花"刚发现的时候，现代医学无法对症下药，只能等找到致病菌后，才能发挥治疗和防治的作用。

中西医在预防医学的差异

在中医方面，虽也是以预防为主，从一开始就以"治未病"为宗旨，同属于预防疾病的范畴，但所采取的方法，中西医却有相当大的差别。

现代医学是超越人体，直接与疾病对抗并消灭疾病；中医则是帮助体内的抵抗力，发挥原有的功能，达到治愈疾病的目的。

因此，就算是不明原因的疾病或病菌入侵人体，中医也能本着"扶正祛邪"的原则治疗，甚至预防，在某种意义上，可说比预防医学更为完善。

中医主张扶正祛邪

长久以来，持续不衰的中医文化热潮，使越来越多的人了解中医养生、治病方法。人们或许会惊讶：在某些情况下，中西医治疗和预防的方法竟然差不多！

道理很简单：中医讲扶正祛邪，最好的治疗方案，就是要在病症未真正显露出来时，增强自身的抵抗力，将之去除。

《黄帝内经》中称之为"不治已病，治未病"。意即要强健人体内的正气，达到预防，甚至治疗疾病的目的。

中医既然没有疫苗、抗生素、激素，那它究竟如何"治未病"，也就是如何预防疾病？要了解如何避免疾病上身，首先要知道为何会生病；而要知道生病的原因，就一定要先了解人体的组成。

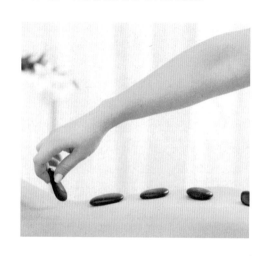

中医医的是"人"，
而"人"是精、气、神的合体

中医"治"的是什么？
当然是"人"！

从中医的观点，"人"是精、气、神的合体，或者可以说，人是由阴阳，以及阴阳之间的交互作用组合而成。

什么是"阴阳"？

"阴"的特性：用现代语言解释，阴的特性是幽暗的、沉静的、向下的、收敛的、具体的，如"地"。

"阳"的特性：则是指光明的、活泼的、向上的、生发的、看不见摸不着的、抽象的，如"天"。

从人体的角度来看，在人身上，头为阳，脚为阴；背部为阳，腹部为阴；六腑为阳，五脏为阴；气为阳，血为阴。

阴阳交互变化万千，化生万物

阴阳之间，并非泾渭分明、固定不动，而是有着交互的作用。

不只中医如此说，老子也在《道德经》中说道："道生一，一生二，二生三，三生万物，万物负阴而抱阳，冲气以为和。"

从人体的角度解释：意指道生人，人身中有阴阳，阴阳之间，若不进行交互作用，则无法生生不息，故阴阳互动，即是在交换过程中产生的一种现象。

由于这个现象一直变动，变幻莫测，勉强给此现象取个名字，叫"气"。因此，二生三，阴和阳就借着交互作用变化万千，化生万物；所以"三生万物"，这个万物，在人体就是指各种细胞、骨头、肌肉、神经等。

"万物负阴而抱阳"，意指人体是具体的，属于阴，而人体要想发挥作用"动"起来，就必须靠阳的推动。阴阳以及阴阳之间的交互作用，构成"人"的生

阴阳对照表

项目	说明	代表的事物或性质	人体的角度
阴	泛指一切与"阳"相对的事物或性质	沉静的、向下的、下降的、在内的、幽暗的、寒凉的、柔弱的、有形的、重浊的、衰退的、抑制的、收敛的、看得见摸得着的、具体的，如"地"	脚、腹部、五脏、血等
阳	泛指一切与"阴"相对的事物或性质	运动的、在上的、上升的、在外的、明亮的、温热的、刚强的、无形的、清轻的、亢进的、兴奋的、活泼的、生发的、看不见摸不着的、抽象的，如"天"	头部、背部、六腑、气等

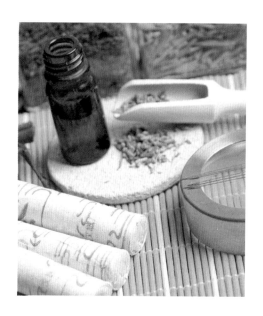

命体，并且在这三者的协调作用下和谐存在，因此，"冲气以为和"，指的是人的整体。

"精气神"组成人

人是由阴阳，以及阴阳之间的交互作用"气"所组成，在这三者的关系里，气是介于阴和阳之间，作为相互转换的现象。

再换一组名词来看：因为阳是看不见摸不着的，我们可以把它比喻为"神"；而阴是看得见摸得着的，因此把它比喻成"精"，由此可知，人是由"精气神"三者所组成。

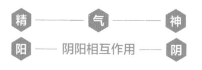

要把握人体的整体状况，最好、最方便的方法，就是由"气"着手，因为调整"气"，即阴阳交互作用的变化，不仅可以影响阴，也可以影响阳，掌握"气"的关键，就可调整人体中的阴阳偏差，达到扶正祛邪，治病调身，延年益寿的效果。

中医治病的主流：一推、二针、三用药

用现代语言阐释中医的治疗方式，主要有3种：推拿、针灸、用药，而选择的顺序是一推、二针、三用药。

顺序之所以如此，主要是依照病情的轻重和发展。在发病之初，如果病情很轻，还在浅表，没有深入体内，推拿是最合适的。这里所说的"推拿"，包括按摩、推拿、正骨3大类。

如果病情较重，在半表半里，选择针灸治疗最佳。

但若病情加重，已深入体内，光凭手和针已无法治愈，亦即用手和针治疗效果较慢，就只能依靠吃药。

这3种治疗方式，前2种是物理作用，单纯被物理作用引起的改变是最快的，同时也最没有副作用。

按摩、推拿、针灸如何影响人体？

◈ 第1种振动：主动振动

用"振动学说"可以解释按摩、推拿或针灸，了解这类的物理方式如何影响人体。身体内部有各种不同的振动，振动主要源自各种脏器的活动，如心脏的搏动、胃肠的蠕动等。

人体的设计很特别，如果单纯按照物理的流体力学，心脏最好的位置，应该是在头顶，如此心脏的运作会最省力。

但心脏没有长在头顶，却在胸口；而且还偏居一边；在血液被心脏挤出来后，竟然还立刻撞上一面墙（主动脉弓），只好被迫转弯。

心脏为何要如此大费周章，让血液大力打在主动脉弓上，消耗动能，同时减弱位能呢？主要是为了形成"振动"。这就是第1种振动，可称之为"主动振动"。

◆ 第2种振动：被动振动

第2种振动是"被动振动"，此振动由主动脉弓扩散出来，影响身体其他部位，而形成其他振动，这一种振动加上主动振动，就是中医所谓的"脉象"。

例如，主动脉弓发出的振动，加上胃本身的振动，就形成"胃脉"。中医把脉，把的就是"振动"。

影响振动就可以调整脏器，而改变振动最好的方法是物理作用，而不是化学作用。

就如同我们拨动琴弦，如果想改变音调，只要把手按在弦上，即可马上生效，而按在不同的位置，就会产生不同的效果。

◆ 振动身体，调整脏器

身体也是如此，因此可使用按摩、推拿、针灸治疗疾病；而使用这三者来调整人体，相对来说，"位置"就非常重要。

类似琴上的"弦"和"徽"，人体的这些特殊位置，就是一般人称之为经络、穴位的地方。

"穴"就是一个点，"道"则是连接穴与穴之间的通道，也就是俗称的"经络"。

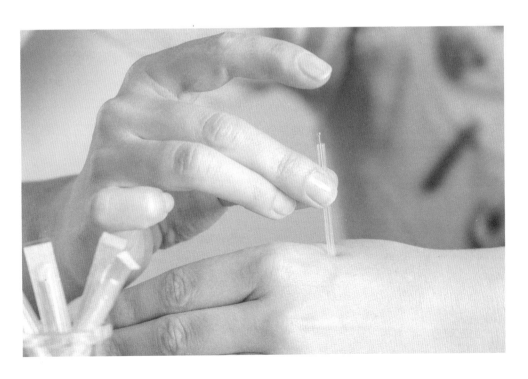

经络有如生命大河，刺激穴位使能量顺畅

世界四大文明古国的兴起，都与河流有关。中国的古代文明，起源于黄河、长江；印度古代文明起源于恒河；古埃及文明起源于尼罗河；古巴比伦文明起源于底格里斯河和幼发拉底河。

这些河流自古以来，滋润养育着各个地区的人们，它们是人类文明的母亲。

人体经络如生命大河

人体的经络也像条生命的大河，在人的身体中，川流不息地运行。在经络体系中，有些像宽阔的大河，有些像狭窄的支流，更有许多数不清的小溪。

这些水系看似复杂，其实井然有序地环绕、联络着5个岛屿不停流动。

这幅景象就是人体的脏象系统，5个岛就是"五脏"，那些河道就是"经络"，而河道中流淌的就是生命所需的"精气"。

经络大致可分为3部分，一是经脉，二是络脉，三是连属的部分。

❖ 1. 经脉

经脉部分又可细分为正经类、奇经类、十二经别类等3种。

正经：有12条，分别为手足三阴三阳经。

手三阴经：手太阴肺经、手厥阴心包经、手少阴心经。

手三阳经：手阳明大肠经、手少阳三焦经、手太阳小肠经。

足三阴经：足太阴脾经、足厥阴肝经、足少阴肾经。

足三阳经：足少阳胆经、足阳明胃经、足太阳膀胱经。

奇经八脉：分别是督脉、任脉、冲脉、带脉、阴跷脉、阳跷脉、阴维脉、阳维脉。

十二经别：指从十二经脉中别出，具有一定循行特点的大分支。

❖ 2. 络脉

络脉部分计有十五别络、浮络、孙络。

十五别络：十二经脉和任督二脉，每条经脉的别络，加上"脾"之大络，合称"十五别络"。

浮络：浮行于全身浅表部位的经络，主要分布在皮肤表面，用于传输散布气血，濡养全身。

孙络：别络所分出最细小的分支，功效与浮络相同。

❖ 3. 连属部分

包括十二经筋、十二皮部。

十二经筋：指的是十二经脉之气"结、聚、散、络"于筋肉和关节的部分。

十二皮部：意指全身皮肤按十二脉所属，划分的十二部分。

经络学是中医的重要内容，它与人体健康关系极其密切。正因为经络就像人体内的大河，只有将河道疏理通畅，气血运

行才会畅通无阻。《黄帝内经·灵枢·经脉》以"经脉者，所以能决生死，处百病，调虚实"，来强调经脉的重要性。

认识穴位

穴位位于能量流动的通路上。这种通路称为"经络"，穴位的正确名称应是"穴位"。内脏若有异常，会反映在相应的经络上，同时会更进一步地反映在经穴上。

给予穴位一定的刺激，能使能量的流动顺畅，进而达到治病的效果，这就是经穴疗法的原理和目的。

"穴位"也就是出现反应的地方。身体有异常，在体表的穴位上便会出现各种反应。

轻抚这些有反应部位的皮肤，将可发觉有肤质粗糙、肤色苍白、偶尔带有红色，或有灼热感的异常部位，这正是穴位所在之处的反应。

用拇指及食指捏起该部位，摸摸看，将会感到如刀割般的刺痛，再以指头轻轻压按其他部位，找出点状的硬块肌肉，这些皮下组织较硬的位置，就是施治的部位，是施治的穴位所在。

找出正确的穴位位置

相信你的双手！有位老师曾说过"手为天地之机"，也就是说，手中握有不可思议的能力。

相信你的手，能提供最多的信息，那是书本上无法说明的。大部分的穴位都在"筋旁骨缝"，照着这个规律，以及本书所附的图示，在那些感觉强烈的位置施以正确手法，就可获得惊人的疗效。

穴位按摩的注意事项

1 指甲长短适中：按摩前先将指甲剪短，以免伤到自己。

2 力道深透：按摩手法的基本要求是持久、有力、均匀、柔和、缓稳、准确，进而达到"深透"。
施力要由轻开始，掌握患者能接受的力道；然后逐渐增加，接近患者能接受的极限。
按摩力道过轻，达不到效果；过重，会增加患者不必要的痛苦；建议最后再由重到轻，以减轻患者不适。

3 时间过长、过短均不宜：按摩的时间以20～30分钟为宜，不宜过长或过短。

4 因病施治：急性病，病因单纯，病情轻，施治时间可短一点，一般约4～6次，可连续施治。慢性病、顽固性疾病，按摩的时间宜长，一般治疗期也较长，建议间隔1～2日施治一次，一周3～4次为宜。

人为何会生病？
阴阳失衡，百病始生

要处百病，调虚实，就要了解疾病发生的原因。

在现存中医最早的医书《黄帝内经》中，对人们生病的原因进行了归纳。书中说："夫邪之生也，或生于阴，或生于阳，其生于阳者，得之风雨寒暑；其生于阴者，得之饮食居处，阴阳喜怒。"意指人会生病的原因，不外两种因素，一种是"阴"，一种是"阳"。

生病是由阴阳失衡引起的，或是外感风寒暑热，或是由饮食起居失常，导致阴阳失衡。

依节气进食才养生

《黄帝内经》讲"食饮有节、起居有常"，意思是人吃东西要按节气规律，吃当季食材，才是最合理的养生之道。

例如，现在冬天也可以吃到美味的西瓜，但西瓜性寒，按节气规律，应该在夏季食用来中和暑热，平衡阴阳。

在冬季食用西瓜，会寒上加寒，对人体造成伤害，违反传统文化提倡的养生之道。人的起居要遵循天地的规律，天亮就起床，让人体自身的阳气和天地的阳气一起生发，天黑就睡觉，使阳气藏起来，用阴气来养阳气。

如果生活不规律，人体自身的阴阳和谐状态就会被打乱，时间一久，身体自然就会产生许多问题。

喜怒无常招疾病

喜怒无常，也就是情绪的不稳定，会造成许多疾病。人体阴阳之间的交互作用称为"气"，情绪的波动，最容易影响到"气"的变化。

中医认为：怒则气上，惊则气乱，思则气结；过喜则伤心，过恐则伤肾，过怒则伤肝。

情绪波动大，会造成人体气机紊乱，最后损伤五脏六腑，产生严重疾病。

按摩和导引有助减轻病情

了解人体组成及疾病成因，更能理解和掌握"气"调节阴阳的关键；思考如何在平时帮助自己或他人，预防甚至减轻疾病所带来的痛苦。

中医有个最好的办法，徒手即可办到，就是按摩和导引。一般来说，"按摩"可以帮助自己，也能帮助别人；如果遇到自己按不到，或不好施力处，就可通过"导引"来完成。

利用按摩与身体亲密交流，使凝滞之"气"畅通

中西按摩的根本区别

中医的按摩、推拿，和西方盛行的按摩相似，两者有共同之处，但其根本的区别在于：

西方： 按摩主要是消除筋肉酸痛。

中医： 按摩及推拿的目标，是使凝滞在经络的"气"畅通，消除邪气。因此，中医施以治疗之处，几乎都在穴位和经络。

经络的功能一旦发生障碍，会导致气血失调，不能行使正常营内卫外的功能，百病由此发生。

按摩的功效

按摩具有疏通经络的作用。当按摩作用于体表，就能引起局部经络反应，主要表现为能发挥激发和调整经气的功效，并通过经络途径，影响所连属的脏腑组织功能活动，调节人体的生理、病理状况，达到治疗效果，使百脉疏通，五脏安和。

按摩的基本手法

坊间书籍提到的按摩方法有许多种，

在此，大家只需要知道，用自己的双手去寻找穴位、按压穴位，或用手轻轻握住空拳敲打，给穴位一定的刺激即可。

贴心叮咛： 身体是我们赖以生存的根本，要善待它，生病了，更不能用蛮力对待，一定要好好养护。"按摩"就是用我们的双手，跟身体做亲密的交流，帮助气血循行，进而达到强健身体的目的。

如何按摩最有效？

❶ 饭后1小时内不宜按摩：按摩最好在进餐结束1小时以后再进行，否则易引起消化不良。

❷ 按摩后避免用冷水冲洗身体：按摩后，微血管会产生扩张的现象，使身体的温度略为升高。若使用冷水冲洗身体，会使微血管收缩，导致肌肉再度僵硬。

❸ 起床前和临睡前是自我按摩的最佳时间：自我保健按摩每天1次为宜，每次20～30分钟，可选在清晨起床前和每晚临睡前进行。

按摩注意事项

1 环境整洁：室内必须避风、避强光，避免噪声刺激。保持室内空气清新、光线充足。

2 注意手部卫生：双手清洁、温暖，指甲修剪整齐。

3 按摩前后喝温开水：在按摩前后宜喝温开水，有利于血液循环，可以让身体内的毒素和疲劳物质充分排出，避免在体内堆积。

按摩的禁忌

按摩的应用范围很广，内、外、妇、儿、骨伤科中的多种疾病均可采用，而且对某些疾病，其疗效更胜于药物。但按摩亦有禁忌，若出现下列情况，则不适合按摩。

人体不适合按摩的情况

序号	详细内容
1	不明原因的急性脊椎损伤，或伴随有脊髓症患者
2	各种骨折、骨关节结核、骨髓炎、骨质疏松患者
3	严重心、脑、肺疾病患者，或体质过于虚弱者
4	各种急性传染病、胃或十二指肠溃疡急性穿孔患者
5	有出血倾向，或有血液病的患者，按摩可能导致局部组织内出血
6	施治部位有严重皮肤病的患者
7	怀孕的女性，其腹部、腰部、髋部等部位
8	不能配合操作者
9	饮酒、生气、饥饿、过饱皆不可施治

导引的功效和原理

据《吕氏春秋·古乐》记载，远古时代，由于天常阴雨，水道淤塞，沼泽遍地，先民们常年居住在潮湿阴冷的地方，导致体内气血瘀滞，筋骨萎缩，腿脚肿胀，行动困难。

当时尧帝便编了一种舞蹈，教人借此倡导气血，通利关节。这种"舞蹈"可说是"导引术"的前身。导引主要注重"以形导气"，以肢体的形态，来引导气的运行，利用"紧则滞、松则畅"的原理来导引气，达到治疗的效果。

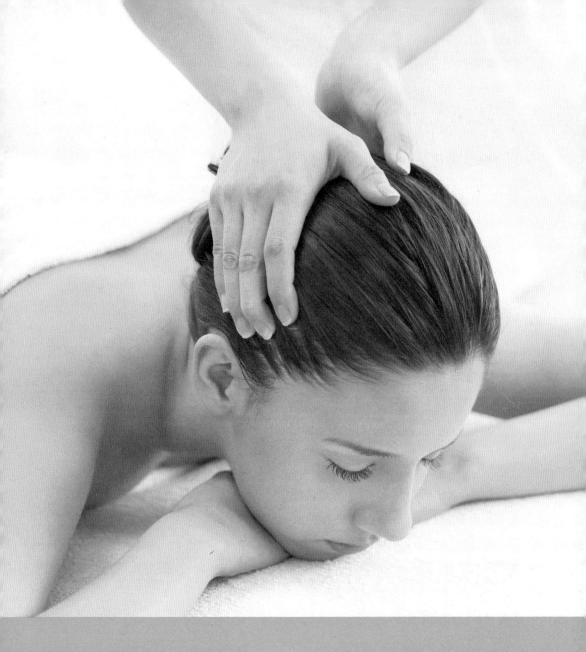

02

头面部

循穴按摩调整气血，缓解不明疼痛

头痛、头重

头痛需辨证，按对穴位能舒缓

头痛症状

一般俗称的"头痛"，大致可以分为以下3类：

类别1：肌肉收缩性头痛

症状 后头部有沉重感，并伴随疼痛的头痛，称为"肌肉收缩性头痛"或"紧张性头痛"。

致病原因 由于长时间的精神紧张，或过度疲劳所导致，让肌肉陷入紧张状态，所呈现出的症状。

类别2：血管搏动性头痛

症状 出现脉动般的疼痛。多发生在单侧头部、一阵一阵、如血管跳动般的头痛，被称为"血管搏动性头痛"或"偏头痛"。

致病原因 自主神经失调或血液循环不良。多发生在更年期女性身上。

特殊情况 高血压造成的头痛，也有搏动性的特点，这时最好停止活动、放松心情、及时服用药物，或至医院就诊。

缓解对策 无论是什么原因造成的头痛，借助对相应穴位的刺激，促进血液循环，都会发挥极佳的缓解效果。

自我应对法

方法 1 按摩百会、合谷、巨髎、哑门、悬颅

穴位位置

百会穴：位于从两眉之间引至头部的中线，与两耳尖连线的交会处。

合谷穴：位于拇指和食指相连的虎口部位，靠近食指骨头的一侧。当拇指和食指并拢时，凸起肌肉的高点处。

巨髎穴：位于鼻子两侧颧骨底部。当眼睛平视时，在瞳孔的直下方，平鼻翼下缘。

哑门穴：位于后发际正中直上0.5寸处。简易取穴法：将头部向后仰，头部与颈部交会线的凹陷处。

悬颅穴：头维穴至曲鬓穴的弧形连线中点。简易取穴法：头角至耳前鬓发连线的中点处。

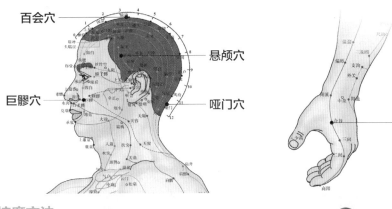

百会穴

悬颅穴

哑门穴

巨髎穴

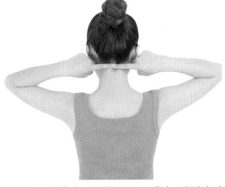

合谷穴

按摩方法

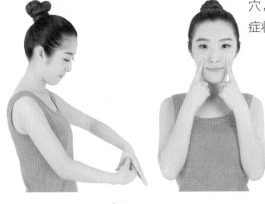

按压百会穴时，双手食指交叠按压经穴，然后张开手肘，进行加压。

以上4个穴位，对缓解肌肉收缩性头痛也同样有效。

觉得头部昏昏沉沉，或有剧烈疼痛的时候，可用双手的食指轻轻刺激哑门穴，能改善头部的血液循环，缓解头痛症状。

按摩合谷穴和巨髎穴，亦有助于缓解血管搏动性头痛。

注意事项：
力道适中，按压至酸痛为止。

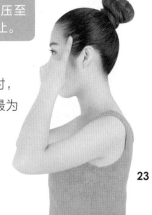

偏头痛时，按压悬颅穴最为有效。

23

方法 2 弹拨患者小腿肌肉

无论是哪一种头痛，都可以让患者采取坐姿，施治者正面蹲于患者前，双手轻握患者一条小腿，左右手4指尖置于对方小腿内外侧的腓肠肌中间，沿着胫骨向下，左右弹拨患者的小腿肌肉。

若为偏头痛，会有一条小腿的肌肉较为紧绷，紧绷的那一侧即是重点，一般是对侧，一定要让肌肉放松下来。

方法 3 旋转按压涌泉

穴位位置

涌泉穴： 位于整个脚掌的上1/3处，脚底中央稍微前方的位置，弯曲脚趾时，产生的凹陷处中央。

涌泉穴

按摩方法

1. 如果是自我治疗，则同样采取坐姿，拇指在前，其余4指在后，沿胫骨向下，左右弹拨紧绷的小腿肌肉，直到肌肉放松为止。）

2. 弯曲食指，用食指第2关节的前端，以逆时针方向旋转按压涌泉穴。

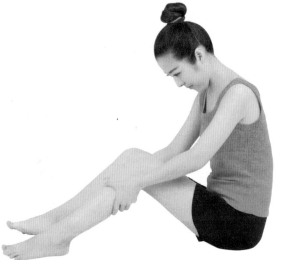

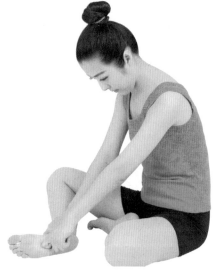

面部肌肉痉挛
对症穴位速解面部抽筋痛苦

病情分析

面部肌肉痉挛，指的是牙齿会出现"咯啦、咯啦"声响般的颤抖症状，和颜面神经痛的症状不同。

有些因过度疲劳所产生的肌肉紧张，或因极度寒冷、恐惧，或因慢性牙齿疾病引起的痉挛现象，都可归入面部肌肉痉挛。也有的痉挛发作属于三叉神经痛的症状之一，主要表现在单侧颜面部发生抽搐状的痉挛。

上述原因产生的面部肌肉痉挛，可统称为"反射性面部肌肉痉挛"，亦属于经穴疗法的适用对象。

至于由于破伤风、癫痫、歇斯底里等全身性疾病，其某一症状所引起的痉挛，则必须尽速送往医院，进行紧急处理。

自我应对法

 方法 1 **按摩翳风、瞳子髎、四白**

穴位位置

翳风穴： 位于耳垂后侧，颚骨后方凹陷处。简易取穴法：将耳垂向耳后方按下，在耳垂下缘的凹陷处。

瞳子髎穴： 位于外眼角，在眶骨外侧缘凹陷中取穴。

四白穴： 位于瞳孔的直下方，在眼睛下缘硬骨的中央，稍微下方的小骨头凹陷之处。

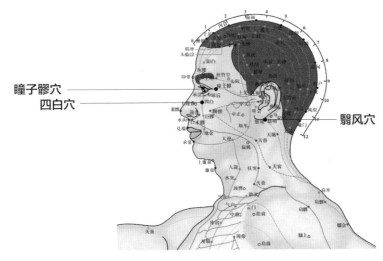

瞳子髎穴 ——
四白穴 ——
—— 翳风穴

按摩方法

1. 先用双手食指各按压翳风穴，指压时颈部向后仰，食指往上推高加压。

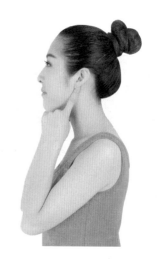

2. 用双手的食指按压瞳子髎穴，头部朝痉挛侧倾斜，进行加压。

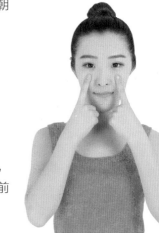

3. 再用双手食指各按压四白穴，按压时可闭上眼睛，头部前倾，并且加力。

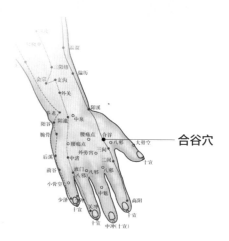

方法 2	**按摩合谷、下关、内庭**

穴位位置

合谷穴： 位在拇指和食指相连的虎口部位，靠近食指骨头的一侧。当拇指和食指并拢时，凸起肌肉的高点处。

下关穴： 在脸部耳前方，当颧弓与下颌切迹所形成的凹陷中。

内庭穴： 位于足背部，第2、3趾缝的纹头端。

合谷穴

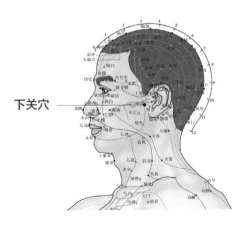

下关穴

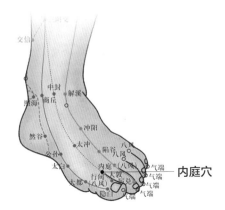

内庭穴

按摩方法

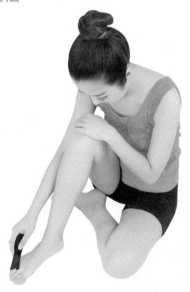

此3个穴位所在的经络，都有分支从脸面部经过，因此疼痛急性发作时，按压它们也会有缓解疼痛的功效。

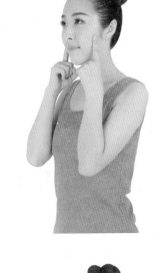

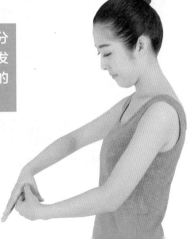

三叉神经痛

疲劳、受寒、脱水是病因，按摩能缓解

病情分析

面部的神经痛是一种很常见的症状，医学上真正的名称应为"三叉神经痛"。

三叉神经分为3支，疼痛主要发生在其3支神经所经过的部位，分别为眼睛的上面（眼部神经）、从眼睛下方到上颚（上颚神经），以及下颚（下颚神经）3部分。最常发生疼痛的部位，是从眼睛下方到上颚部分。

症状 通常表现为突然在单侧脸部出现激烈疼痛。有时风吹到脸上，或只是一个很轻微的接触，就会引发剧烈疼痛。

如果是疲劳、受寒、脱水等症状引起的神经痛，应用经穴疗法会相当有效。但若是因腮腺炎、中枢神经异常引起的疼痛，就必须去医院接受治疗。

自我应对法

方法 1 **按摩翳风、上眼窝点、大迎**

穴位位置

翳风穴： 位于耳垂后侧，颚骨后方凹陷处。简易取穴法：将耳垂向耳后方按下，在耳垂下缘的凹陷处。

上眼窝点： 眼窝上缘中央凹陷处。

大迎穴： 在嘴唇斜下方、下颌骨的凹陷处。取穴时，从耳下的下颌角，朝向下颚尖端，使用指腹沿着下颚的边缘触摸，感觉凹陷的点，即穴位所在。

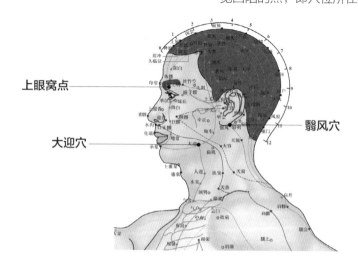

上眼窝点

大迎穴

翳风穴

按摩方法

按压翳风穴时，使用食指按压穴位，颈部也弯曲到同侧，同时进行加压。

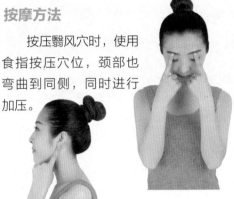

按压上眼窝点，按压时双手食指从下往上推高，同时头部前倾，使头部与双手食指形成相对的压力，用力按压穴位。

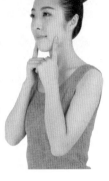

按压大迎穴，按压时使用食指按压穴位，将头部向疼痛一侧倾斜，进行加压。

方法
2

按摩四白、下关、阳池

穴位位置

四白穴：位于瞳孔的直下方，在眼睛下缘硬骨的中央，稍微下方的小骨头凹陷之处。

下关穴：用手指从耳正前方附近，沿着颧骨触摸，感觉到颧骨下缘的最凹陷之处。

阳池穴：位在手背间，骨头的集合部位。简易取穴法：先将手背往上翘，在手腕上会出现几道皱褶，在靠近手背侧的皱褶上按压，在中心处会找到一个压痛点，这个点就是阳池穴的所在。

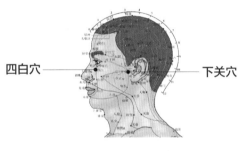

四白穴 ——————— ——————— 下关穴

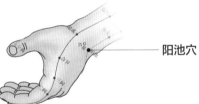

——————— 阳池穴

按摩方法

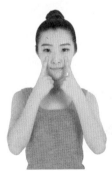

按压时身体前倾，指压四白穴。

侧弯颈部，指压下关穴。

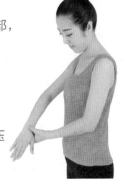

轻轻按压阳池穴。

视疲劳

穴位护眼、延缓老化

病情分析

视疲劳包括视物模糊不清，眼睛干涩、流泪、头痛等疲劳症状，大多因为精神疲劳、失眠、长时间用眼等导致。

自我应对法

方法 1 **按摩印堂、睛明、瞳子髎**

穴位位置

印堂穴： 两眉之间，对准鼻尖处取穴。
睛明穴： 内眼角和鼻根之间极细的凹陷处。

瞳子髎穴： 位于外眼角，在眶骨外侧缘凹陷中取穴。

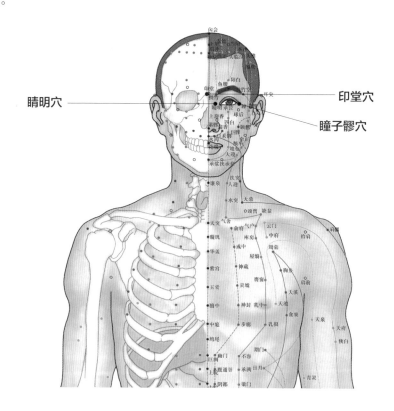

睛明穴 ———

印堂穴
瞳子髎穴

按摩方法

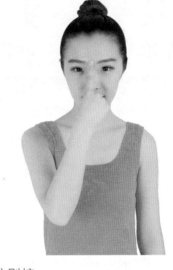

1. 先用食指，从鼻根（也就是一般称为"鼻梁起始"处，位于两眼之间）到印堂穴，由下向上的方向轻轻揉按。

2. 用双手食指分别按压睛明穴，同时上半身前倾进行加压。

3. 再按压瞳子髎穴，使用两手食指各按压穴位，头部前倾同时加压。

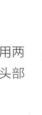 **方法 2** **枸杞明目茶**

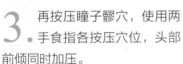

做法： 睡前，将10～15克的枸杞，放入非金属杯中，加入热水，盖上杯盖，置于床头，浸泡一夜，第2天晨起喝掉。

功效：
连续饮用数日，能迅速缓解视疲劳。

视力减退

明目茶＋穴位按摩，轻松恢复好视力

常见原因

视力减退是由于眼球内晶状体（注①）的调节功能出现障碍，或人体老化现象，导致视网膜（注②）功能减退、玻璃体（注③）浑浊等原因所造成。

晶状体的调节功能出现障碍，可借由配戴眼镜、对晶状体透镜的功能进行弥补，进而改善视力。

视网膜功能下降，是人体老化现象的一种，若是视神经受到压迫，视力也会受影响。至于玻璃体浑浊、视线模糊的现象，也都是属于老化现象的一种。

视力减退，可借助经穴疗法，进行调节，达到改善视力的目的。

经常按压相关的穴位，还有预防视力减退的效果。

注① 晶状体

眼球中的晶状体，是人体唯一的透明组织，被悬韧带固定，悬挂在虹膜之后，玻璃体之前。其作用是让光线聚集在视网膜上，使人们能看得清楚。

注② 视网膜

是视神经的最前端，含有可以感受光的视杆细胞和视锥细胞，在接受影像以后，能将其感受到的光，转化为神经讯号，传达到脑部。

注③ 玻璃体

位于眼睛中央，在晶状体之后、视网膜之前，是无色透明的胶状物质，表面覆盖着玻璃体膜。当支撑作用减弱时，容易导致视网膜脱落；若玻璃体浑浊，将影响视力。

自我应对法

方法 1 按摩瞳子髎、少泽、曲池

穴位位置

瞳子髎穴： 位于外眼角，在眶骨外侧缘凹陷中取穴。

少泽穴： 位于小指外侧，指甲角旁0.1寸。

曲池穴： 在肘横纹外侧端，屈肘，在尺泽穴与肱骨外上髁连线的中点。当弯曲手臂时，会产生一条横纹，在横纹的外侧端。

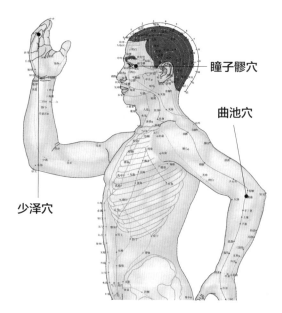

瞳子髎穴

曲池穴

少泽穴

按摩方法

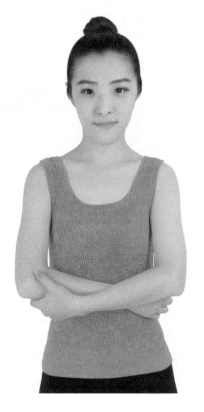

1. 使用双手的食指按压瞳子髎穴，头部朝前方倾倒，进行加压。

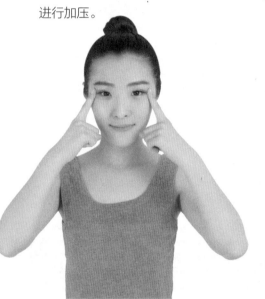

2. 按压少泽穴，使用刮痧板或圆钝头的工具按压。或使用拇指和食指夹住另一手的小指，利用食指的指尖按压经穴。

3. 再按压曲池穴，使用一手的拇指，揉按另一手的曲池穴，进行小幅度的旋转，此时，手肘竖起可增加力道。

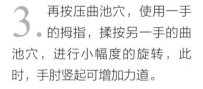

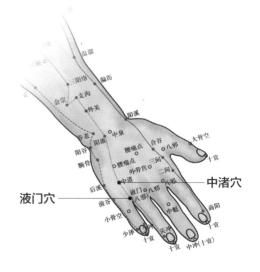

方法
2 按摩液门、中渚

穴位位置

液门穴： 在手背部第4、5指间，指缝后方
赤白肉际处。

中渚穴： 位在手背部第4、5指间，第4、5
掌骨间的凹陷之处。

按摩方法

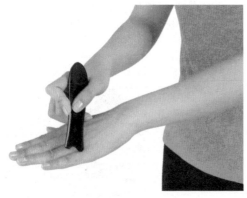

手法： 此两穴位于骨缝中，可用
刮痧板，或钝头的木棒、竹棒按
压至酸胀，持续3～5分钟。

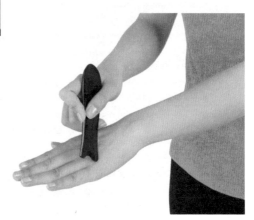

方法
3 枸杞明目茶

　　上文提到的枸杞子泡水喝对预防视力减退效果也很好。

耳鸣、重听

经穴治疗、鸣天鼓可有效应对

耳鸣 一般属于暂时性的症状，有时过度疲劳，耳朵也会听到异常声音。原因至今仍不明，大多认为是听觉神经异常亢奋，或调节耳功能的神经发生异常所导致。

重听 指听觉迟钝的症状，属于轻度耳聋。经穴治疗对"传导性重听"效果较佳，即由于传音的耳膜（注①）、耳小鼓异常，或中耳内的耳管因感冒阻塞而导致

的重听。

注① 耳膜

　　俗称"耳镜"，介于外耳道与中耳腔之间，是一层半透明圆形的薄膜。耳膜是耳朵的重要部分，它获取空气中的声音，并且传递给中耳中的听小骨。当其破裂或穿孔时，会导致传导性听力受损。

按摩头窍阴、天柱、听宫

穴位位置

头窍阴穴： 位于耳孔高度，从耳后侧，稍微靠近后头部凹陷处。

天柱穴： 位于后头部发际，2条斜方肌的

正外侧凹陷之处。

听宫穴： 位于耳屏前，下颌骨髁状突的后方，张口时呈凹陷处。

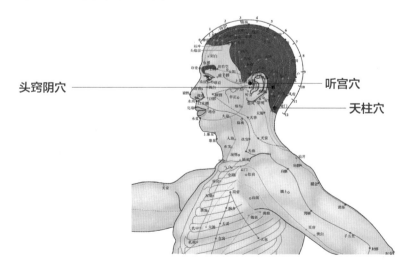

头窍阴穴 —————

听宫穴

天柱穴

按摩方法

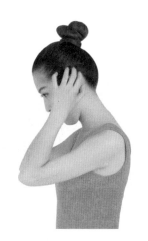

1. 按压头窍阴穴，按压时使用拇指外的其他4指按压穴位，以经穴为中心，沿着耳后，从上而下进行轻擦。此时，4指的指尖施力，在数厘米的范围内加以轻擦。

2. 搓揉天柱穴，按压时，使用拇指外的其他4指按压经穴，一面以手肘控制节奏，一面进行搓揉。

3. 按压听宫穴，按压时用双手的食指按压穴位，并弯曲第2关节加压。

 方法 2 鸣天鼓（击探天鼓）

《河间六书》曰："双手闭耳如鼓音，是谓鸣天鼓也。由脉气流行而闭之于耳，气不得泄，冲鼓耳中。故闻之也。"

手法： 双手掌横向分按两耳，掌根向前，5指向后。以食、中指叩击枕部7次后，双手掌骤离耳部1次，如此重复3次。

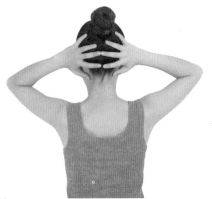

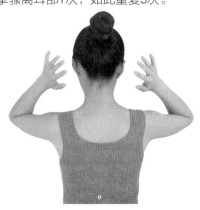

方法 3 指压足通谷、束骨、少泽、肾俞

穴位位置

足通谷穴： 位在第5跖趾关节前缘，赤白肉际处。

束骨穴： 位在第5跖骨，小头后缘的赤白肉际处。

少泽穴： 位在小指尺侧，指甲角旁约0.1寸。

肾俞穴： 位在腰背部，当第2腰椎棘突下，旁开1.5寸。

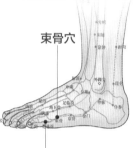

束骨穴

足通谷穴

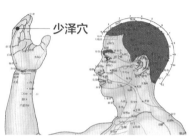

少泽穴

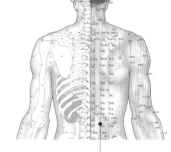

肾俞穴

按摩方法

1. 用食指或圆钝头的东西按压足通谷、束骨以及少泽穴。

2. 平躺，双手握拳用手背的力量刺激穴位。

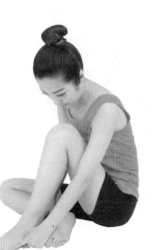

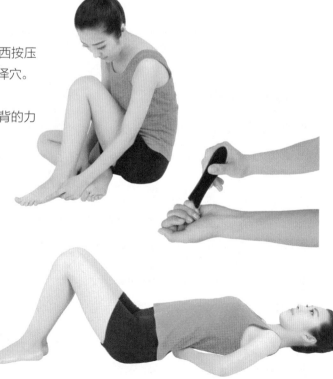

鼻塞

按摩、煎熏、热敷，改善鼻塞

常见原因

原因1：外界不良刺激

大家千万别小看鼻子的功能，它不单纯只是一个通气的器官。鼻腔内部有鼻黏膜、嗅觉细胞，以及分泌鼻涕的腺体，当感受到外界的不良刺激时，它会第一时间作出反应，提醒身体尽快避免这些不利因素。

当外界刺激过强时，鼻子的反应通常会带来许多困扰，例如，罹患感冒、花粉热时，腺体分泌增多，形成鼻涕，或出现鼻塞。

原因2：空气干燥

鼻塞还可能是由于空气干燥、水分不足，使得黏膜的功能降低，鼻涕变浓，凝固在鼻腔内部，阻塞通气。

此外，鼻黏膜肥厚，使鼻腔狭窄，也会引起鼻塞。

缓解对策 经穴疗法能够调整鼻黏膜的功能，并解除鼻塞。

自我应对法

 按摩天柱、曲差、迎香

穴位位置

天柱穴： 在后头部发际，2条斜方肌的正外侧凹陷处。

曲差穴： 取该穴需要2个定点：神庭穴和头维穴。神庭穴在眉心向上，入前额发际0.5寸处。头维穴在额角发际上0.5寸处。将这2个穴位沿发际线连成一线，将其三等分，靠近神庭穴的第1个点，即曲差穴。

迎香穴： 鼻翼外侧缘的中点，鼻唇沟中取穴。

天柱穴

曲差穴

迎香穴

按摩方法

1. 按压天柱穴，按压时，双手食指各按压穴位，头倾向一侧加压，然后换另一侧。

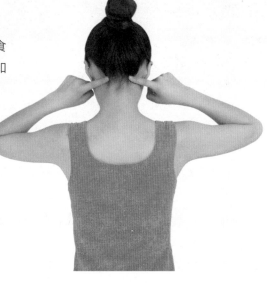

2. 接着搓揉曲差穴，使用拇指外的其他4指指腹按压，从眉往头顶方向轻擦，反复进行5~6次。

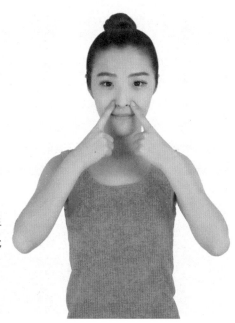

3. 指压迎香穴，按压时，用双手食指按压穴位，力度感觉不够时弯曲第2指节加压。

方法 2 夹鼻根、按压阳白

穴位位置

鼻根： 鼻梁起始部位，两眼之间。

阳白穴： 位于前额部，在瞳孔的直眉上1寸处。

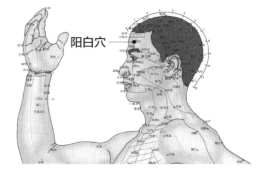

阳白穴

按摩方法

1. 用拇指、食指，夹住鼻根两侧，用力由上而下连拉12次，促进鼻黏膜的血液循环，有利于分泌正常的鼻黏液。

2. 然后按压鼻通点，即阳白穴。

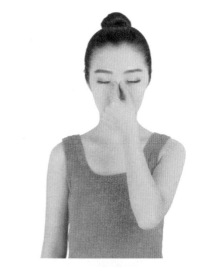

手法：用双手的食指指尖，准确地在鼻通点上进行按摩，同时鼻子缓缓吸气，立刻就能感觉到堵塞的鼻腔黏膜收缩，再继续按摩数分钟即可。

请他人协助按摩亦可，可改用拇指指尖按鼻通点，其他4指并拢，按住患者的太阳穴。若自己能两穴同时按压，效果相同。

注意事项：
　　若无上述反应，则表示未准确按到鼻通点上，可在此点上下、左右稍移动一些位置。

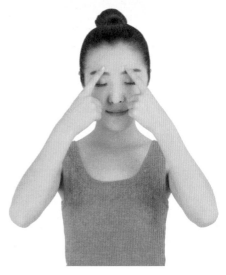

方法 **3** 热敷通鼻法

穴位位置

太阳穴： 在眉梢与外眼角间，向后约1寸处的凹陷中。

风池穴： 位于耳后凸起的骨头和颈窝连线的中点，后发际线上1寸处。

大椎穴： 位于颈部后侧，当颈部向前弯曲时，其突出骨头的下方凹陷处。

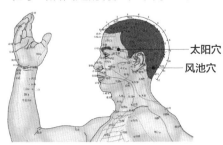

太阳穴
风池穴

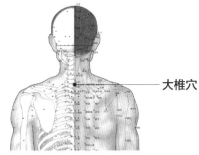

大椎穴

使用方法

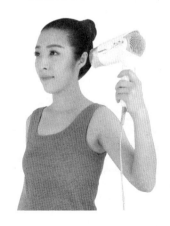

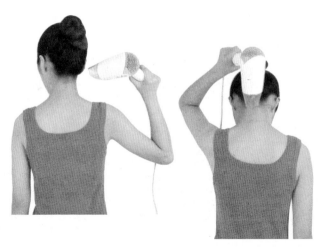

热敷法：使用热毛巾敷鼻，或用吹风机对着鼻孔吹热风，吹双侧太阳穴、风池穴、大椎穴，可缓解鼻塞。

方法 **4** 煎熏、填充

煎熏法： 将葱白1小把，或将洋葱头三四个切碎煮汤，用鼻子吸热气；或将食醋烧开后吸醋气，都有疗效。

填充法： 将葱白捣烂取其汁，渗入药棉内，将药棉塞进鼻孔，或将大蒜瓣1个，削成比鼻孔稍小的圆柱形，用薄棉花或纱布包好塞入鼻孔，效果可期。

鼻炎、鼻窦炎

按摩可治鼻黏膜发炎造成的鼻病

常见原因

鼻炎和鼻窦炎皆为常见的鼻部疾病，都有急、慢性之分。从解剖学来说，鼻腔是前后鼻孔间的一个通气腔隙，里面覆盖鼻黏膜，黏膜发炎就是鼻炎。

"鼻窦"是鼻腔周围骨性含气空腔，左右对称，共有4对，每个鼻窦都有一个与鼻腔相通的窦口，通过窦口，鼻腔黏膜和鼻窦内的黏膜互相延续。

原因1：感冒

伤风感冒会出现鼻子不通、打喷嚏、流清鼻涕、嗅觉减退等症状。

原因2：治疗不当

若治疗不当，鼻黏膜炎症会经由鼻窦的开口，蔓延到鼻窦，使鼻窦内黏膜产生急性炎症，即"急性鼻窦炎"。表现为鼻子不通、流黄鼻涕，以及头痛。

原因3：反复发炎

如果急性鼻炎和急性鼻窦炎反复发生，最后可能导致慢性鼻炎和慢性鼻窦炎。

慢性鼻炎的症状 鼻子不通，或两鼻孔交替出现通气不畅，有黏液性鼻涕。

慢性鼻窦炎的症状 经常流白色鼻涕，感冒后，流出黄色脓性鼻涕，并伴随嗅觉减退。

长期经穴治疗，对缓解鼻炎、鼻窦炎有极佳的疗效。

自我应对法

方法 1 按摩至阴、完骨、印堂

穴位位置

至阴穴： 位于第5脚趾甲基部的外侧角。

完骨穴： 位于耳后乳突缘端，往上1拇指宽，靠后头部。

印堂穴： 位于两眉之间，对准鼻尖处取穴。

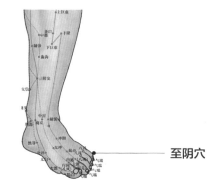

至阴穴

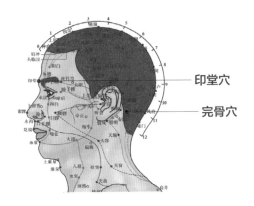

印堂穴

完骨穴

按摩方法

1. 按压至阴穴，按压时单腿屈膝，使用食指或刮痧板按压穴位。

注意事项：
　　若不易操作，可用有钝头的物体点按穴位，按前法要领操作即可。

2. 以1、2、3吐气，一面施力，接着以4、5、6吸气，一面放松力量。按压的手臂要和胫骨保持平行。反复进行5～6次，再换另一侧。

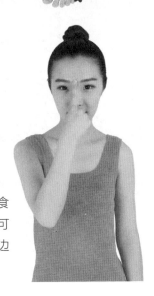

3. 按压完骨穴，一面用双手食指各按穴位，一面将手肘朝同方向弯曲，食指同时推高，反复进行5～6次。

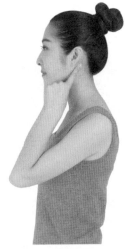

4. 最后按压印堂穴，食指按压若力度不够可将双手食指相叠，边闭眼边向前倾，同时进行指压。

方法 2 按压四白、曲池

穴位位置

四白穴： 在瞳孔的直下方，眼睛下缘硬骨的中央，稍微下方的小骨头凹陷处。

曲池穴： 当弯曲手臂时会产生一条横纹，此穴即在横纹的外侧端。

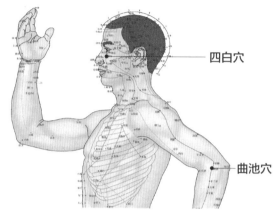

四白穴

曲池穴

按摩方法

1. 使用双手食指按住四白穴，边闭眼睛边前倾，进行指压。

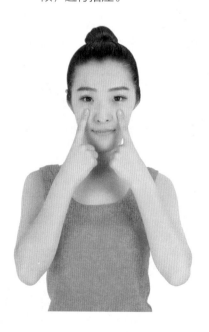

2. 用拇指小幅度旋转般压揉曲池穴，也相当有效。

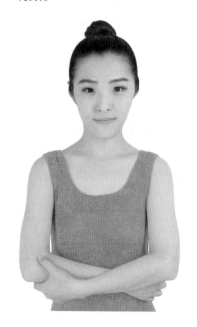

方法 3

揉迎香、鼻通、印堂穴，捏鼻、擦鼻翼

穴位位置

迎香穴： 位于鼻翼外侧缘的中点，法令纹中取穴。

鼻通穴： 又名"上迎香"，不同于鼻通点。位于鼻翼的两侧、鼻唇沟（法令纹）上端尽头之处。

印堂穴： 位于两眉之间，对准鼻尖处取穴。

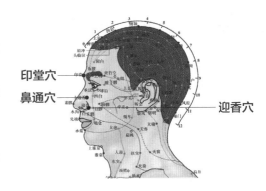

按摩方法

1. 揉迎香穴、鼻通穴、印堂穴。

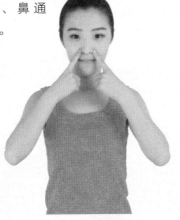

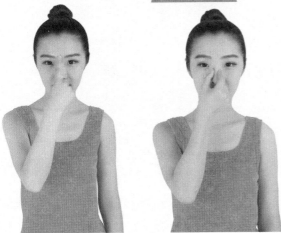

2. 捏鼻、擦鼻翼各1～2分钟，每日早晚各1次，鼻子不舒服时，每日可增加1～2次。

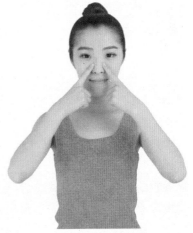

过敏性鼻炎

善用穴位疗法，有效改善过敏症状

常见原因

季节因素 过敏性鼻炎容易在初春花粉纷飞的季节里发病。

药食滥用 现代医学认为，由于抗生素、药物、加工食品的滥用，导致人们对外界环境适应能力下降，因而易引发过敏。

由于刺激物刺激到鼻黏膜，分泌出水样鼻涕，或阻塞鼻子，因而引起过敏性鼻炎，导致注意力无法集中、眼睛瘙痒等不适症状。经穴疗法对改善这类过敏现象相当有效。

自我应对法

方法 1 按摩风池、人中、巨阙、肾俞

穴位位置

风池穴： 耳后凸起的骨头和颈窝连线的中点，后发际线上1寸处。

人中穴： 鼻下的人中沟上1/3与中1/3交界处。

巨阙穴： 胸骨下，心窝中间处。

肾俞穴： 位于腰背部，第2腰椎棘突下凹陷处，旁开1.5寸处。

▶ 简易取穴法：由肚脐引水平线至背部脊椎，可找到第2腰椎，在它的下方凹陷处，左右旁开2个手指，即是肾俞穴。

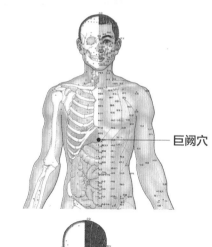

巨阙穴

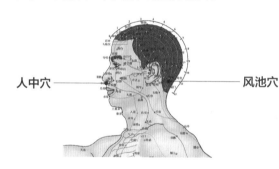

人中穴　　　　　风池穴

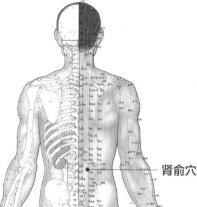

肾俞穴

按摩方法

1. 用双手食指按压风池穴，一边将头部向一侧倾倒，一边进行指压，反复进行5～6次，然后换另一侧。

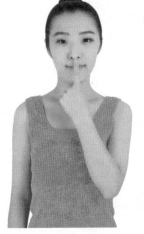

2. 指压人中穴，食指按压，力度不够时时，可弯曲第2关节。

注意事项：
由于此部位相当柔软，按压的力道不可太大。

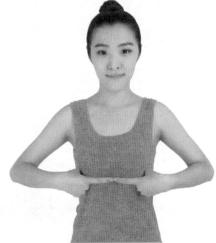

3. 指压巨阙穴，按压时，将双手食指相叠按压穴位，一面前倾，一面进行指压。

4. 采取卧姿，将双手握拳放在肾俞穴处，用身体与拳之间的对抗力量刺激穴位，也有相近的效果。

方法 2 轻擦前顶至后顶穴、按摩鼻通

穴位位置

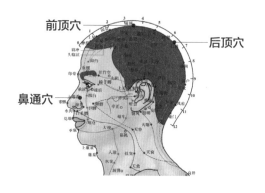

前顶穴、后顶穴： 位于头顶部，即由眉间延伸上来的正中线，百会穴的前后各1.5寸之处。

鼻通穴： 又名"上迎香"，位于鼻翼的两侧，鼻唇沟（法令纹）上端尽头处，主治过敏性鼻炎。

按摩方法

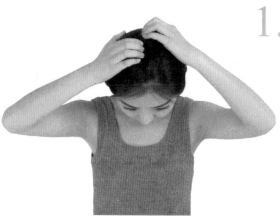

1. 使用拇指外的其他4指，从前顶穴到后顶穴进行轻擦即可。

注意事项：
　　按摩时，可以从头顶向后轻擦，不必局限于局部穴位。

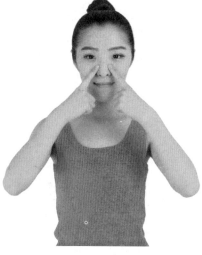

2. 每天早晚各按摩鼻通穴1次，每次100下。经过数月，可缓解病症。

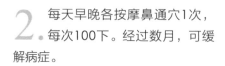

牙痛
原因不同，经穴疗法疗效各异

常见原因

牙痛的原因通常可分为2种，分别是牙龈炎、牙周炎、龋齿等牙病引起的疼痛和因疲劳引起的疼痛。

 原因1：疲劳

疲劳引起的疼痛，是由于过度疲劳导致各部位的神经亢奋，牙齿神经亦随之过敏，因而发生疼痛。

症状 当牙痛转变成慢性状态时，容易引起强烈的压力症状，有时会引发胃溃疡等内脏疾病和月经异常等妇科疾病。

缓解对策 经穴疗法非常适合治疗疲劳性的疼痛，且效果相当显著。

原因2：牙病

经穴疗法只适用在发作期，暂时缓解蛀牙造成的疼痛，无法因此治愈。建议在度过疼痛期后，接受牙医的治疗。

自我应对法

方法 1 按摩四白、下关、大迎

穴位位置

四白穴： 位于瞳孔的直下方，在眼睛下缘硬骨的中央，稍微下方的小骨头凹陷之处。

下关穴： 用手指从耳正前方附近，沿着颧骨触摸，感觉到颧骨下缘的最凹陷之处。

大迎穴： 头部侧面下颌骨部位，嘴唇斜下、下颌骨的凹陷处。简易取穴法：从耳下的下颌角，朝向下颚尖端，使用指腹沿着下颚的边缘触摸，感觉凹陷的点，就是"大迎穴"穴位所在。

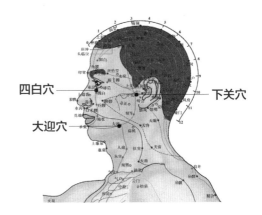

按摩方法

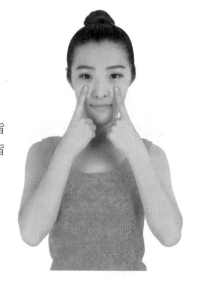

1. 先按压四白穴，用双手食指按压穴位，身体前倾进行指压，反复进行5～6次。

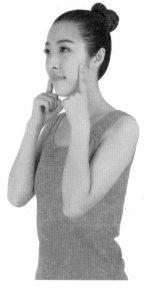

2. 指压下关穴，用食指指压同侧的经穴，一面弯曲颈部，一面用手指以从下往上推高的方式，加以指压，反复进行5～6次。

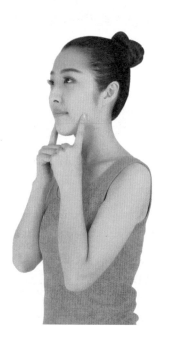

3. 最后，按压大迎穴，用双手食指按压同侧经穴，同时脸部向一侧倾斜，进行指压，反复进行5～6次。

方法 2 **按压手三里、足三里、肩井、牙痛穴**

穴位位置

手三里穴： 在曲池穴下2寸处。

足三里穴： 位于外膝眼（犊鼻穴）下4横指、胫骨外侧约1横指处。

肩井穴： 位于肩膀肌肉凸起处（肩膀中央），即大椎穴与肩峰穴连线的中点。

牙痛穴： 位于手掌面第3、4掌骨之间，距离掌横纹约1横指处。

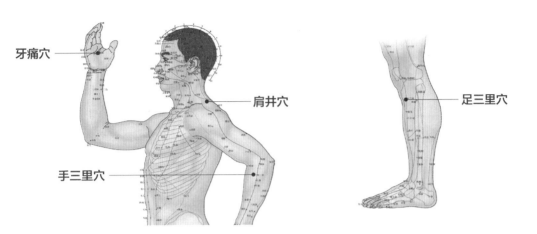

牙痛穴

肩井穴

手三里穴

足三里穴

按摩方法

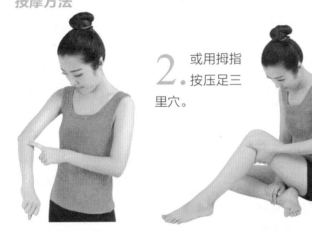

2. 或用拇指按压足三里穴。

1. 用食指按压对侧穴位，也可将手臂环抱胸前，使用双手交叉按压手三里穴。

3. 或以拇指按压肩井穴，按压时，指下逐渐施力，以疼痛能忍受为宜，按压1分钟后，停30秒钟，再按压1分钟，反复直至牙痛缓解或消失。

注意事项：
一侧牙痛，按压患侧，两侧牙痛则按压两侧，均有疗效。

4. 将拇指指尖放在对侧牙痛穴，适当用力掐30秒至1分钟。

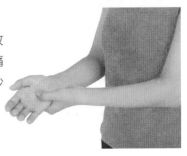

牙龈肿痛

牙刷轻轻刺激牙龈促血液循环

常见原因

长期忽视刷牙，致使口腔不洁，或牙龈老化、萎缩，使得牙齿缝隙积存细菌，都会引起牙龈发炎、红肿、疼痛。

若长时间置之不理，可能感染到其他部位，引起发炎，造成牙齿松动、脱落等牙周病症状。

牙周病是牙齿支持组织，包括牙龈、牙骨质、牙周韧带，和牙槽骨出现炎症的一种疾病，是最常见的口腔疾病之一，也是导致牙齿脱落的一个主因。患者并非所有组织同时患病，视局部炎症的轻重及范围，可分为牙龈炎和牙周炎两大类。

防治对策 平常养成彻底刷牙、漱口，保持牙齿清洁的卫生习惯。同时使用牙刷轻轻刺激牙龈，促进牙龈的血液循环。

假如已经罹患牙周病，也可借由经穴疗法，来消除牙龈红肿、疼痛和发炎等症状。

自我应对法

方法 1 按摩肝俞、颊车、下关

穴位位置

肝俞穴： 位在背部，第9胸椎棘突的下方，距离脊椎骨旁开1.5寸。简易取穴法：外侧肩胛骨下角的高度是第7胸椎棘突，从第7胸椎棘突向下推2个椎骨，下方再旁开2指宽度（食指和中指）就是该穴位。

颊车穴： 位在下颌角前方上1横指（中指）的凹陷处，咀嚼时，咬肌隆起的最高点处。

下关穴： 用手指从耳正前方附近，沿着颧骨触摸，感觉到颧骨下缘的最凹陷处。

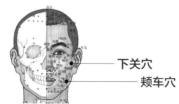

下关穴
颊车穴

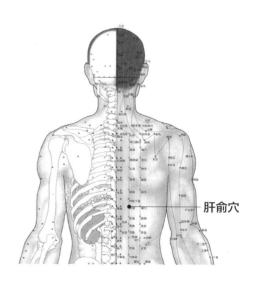

肝俞穴

按摩方法

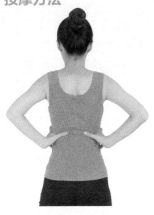

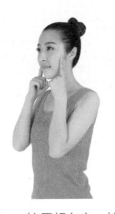

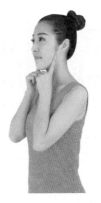

1. 先按压肝俞穴，按压时用拇指按压同侧经穴，以小幅度旋转方式压揉。

2. 按压颊车穴，按压时双手食指各按穴位，力度不够时弯曲第2关节进行加压。

3. 指压下关穴，用食指压同侧的经穴，一面弯曲颈部，一面用手指，以从下往上推高的方式加以指压，反复进行5～6次。

| 方法 2 | **指压太白或曲池** |

穴位位置

太白穴： 位于脚部大趾侧，在第1跖骨小头后缘的赤白肉际处。

曲池穴： 屈肘时，尺泽穴与肱骨外上髁连线中点。弯曲手肘时，产生横纹的外侧端。

曲池穴

太白穴

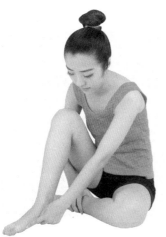

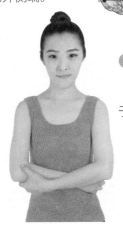

❷ **按摩方法**

指压太白穴或曲池穴，对于牙龈炎、牙周病亦有疗效。

口腔炎

穴位按摩 + 艾灸，疗效更佳

常见原因

　　口腔炎为口腔黏膜发炎所引起，缺乏B族维生素（注①）是主要的病因；有时也会因为压力过大而引发该症状。

　　其他原因如细菌侵入口腔，罹患麻疹等感染性疾病时，也可能引发口腔炎。

预防之道

❶ 保持口腔清洁：养成经常刷牙、漱口等良好的卫生习惯，随时保持口腔清洁。

❷ 多食粗粮：因维生素不足引起的口腔炎，可借由多吃粗粮，来补充B族维生素。至于细菌或病毒感染引起的口腔炎，则建议尽早接受牙医的治疗。

　　慢性压力所引起的口腔炎，以经穴疗法治疗相当有效。

注① **B族维生素**

　　包括维生素B_1（硫胺）、B_2（核黄素）、B_3（烟碱酸）、B_5（泛酸）、B_6（吡哆醇类）、B_9（叶酸），以及B_{12}（钴胺素）、生物素（维生素H），皆为水溶性维生素，可促进新陈代谢，有助于造血和减肥，是人体生理机能运作，及食物代谢吸收所不能欠缺的营养素。

自我应对法

方法 1 **按摩气舍、大迎，温热内庭**

穴位位置

气舍穴： 位于喉结正下方的锁骨上端凹陷处。

内庭穴： 位于足背部，第2趾和第3趾的分叉处。

大迎穴： 位于头部侧面下颌骨部位，嘴唇斜下、下颌骨的凹陷处。简易取穴法：从耳下的下颌角，朝向下颚尖端，使用指腹沿着下颚的边缘触摸，感觉凹陷的点，就是大迎穴所在。

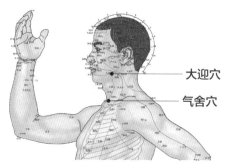

大迎穴
气舍穴

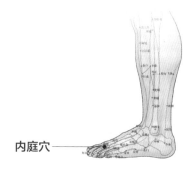

内庭穴

按摩方法

1. 先按压气舍穴，按压时双手食指各按压穴位，一面后仰颈部，一面进行指压。

2. 按压大迎穴，按压时双手食指各按压穴位，颈部向后仰时，食指同时向上顶高。

3. 最后温热内庭穴。可用吹风机对着穴位吹，一旦觉得烫就离远一点，需避免温度过高，小心烫伤。然后再慢慢接近，重复10~20次。另一侧依此方法进行。如果能使用艾条隔空灸，效果更好。

方法 2 **指压合谷，或压揉承浆**

穴位位置

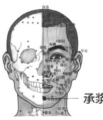
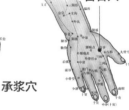

合谷穴

承浆穴

合谷穴： 位于拇指和食指相连的虎口部位，靠近食指骨头的一侧。当拇指和食指并拢时，凸起肌肉的高点处。

承浆穴： 位在颏唇沟的中点处。

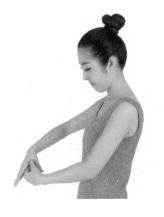
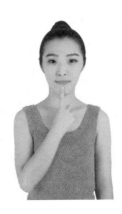

按摩方法

用力按压合谷穴，或用食指点按承浆穴，也能对防治口腔炎起到一定的作用。

喉咙痛

按摩可治精神压力过大引发的喉咙痛

常见原因

原因1：感冒

喉咙痛大多是由于感冒，致使喉咙内侧的扁桃腺发炎肿大所导致的症状。扁桃腺能阻挡细菌从鼻腔、口腔侵入体内。在感冒的情况下，便会引起发热。炎症性的扁桃腺症状，无法单靠经穴指压加以治愈，仍须至医院接受治疗。

原因2：压力过大

没有炎症，却感觉喉咙痛的情况，大多因为精神压力过大而引起。此时，喉咙周围的肌肉会紧张，产生痉挛或血液循环不良，就会出现喉咙痛。

自我应对法

方法 1 按摩天突、大椎、合谷

穴位位置

天突穴： 位于喉结下方的胸骨正上方，其凹陷处的中央位置。

大椎穴： 位于颈部后侧，当颈部向前弯曲时，其突出骨头的下方凹陷处。

合谷穴： 位于拇指和食指相连的虎口部位，靠近食指骨头的一侧。当拇指和食指并拢时，凸起肌肉的高点处。

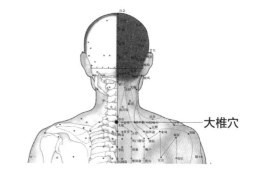
大椎穴

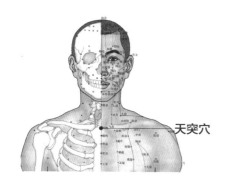
天突穴

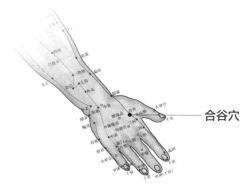
合谷穴

按摩方法

1. 双手食指相叠，按压天突穴，颈部一面后仰，一面进行指压。

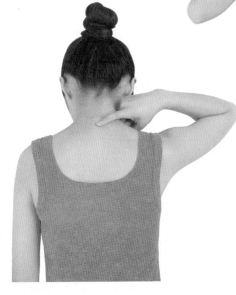

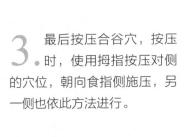

2. 按压大椎穴，按压时，双手食指相叠加压，一面举高手肘，一面进行指压。

3. 最后按压合谷穴，按压时，使用拇指按压对侧的穴位，朝向食指侧施压，另一侧也依此方法进行。

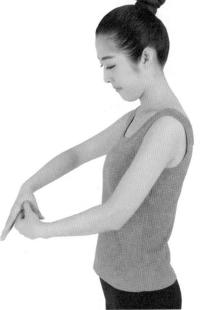

方法 2 按摩足通谷、中府

穴位位置

足通谷穴： 在第5跖趾关节前缘，赤白肉际处。

中府穴： 位在胸壁的外上部，平第1肋间隙，距胸骨正中线6寸处取穴。

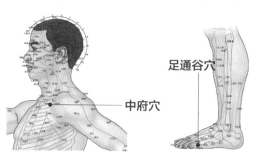

按摩方法

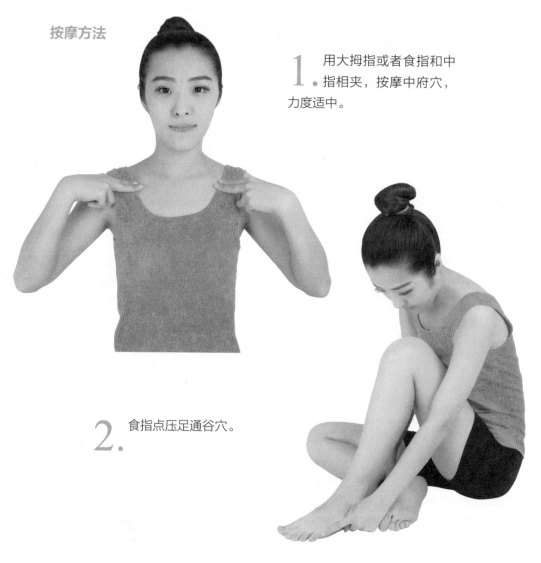

1. 用大拇指或者食指和中指相夹，按摩中府穴，力度适中。

2. 食指点压足通谷穴。

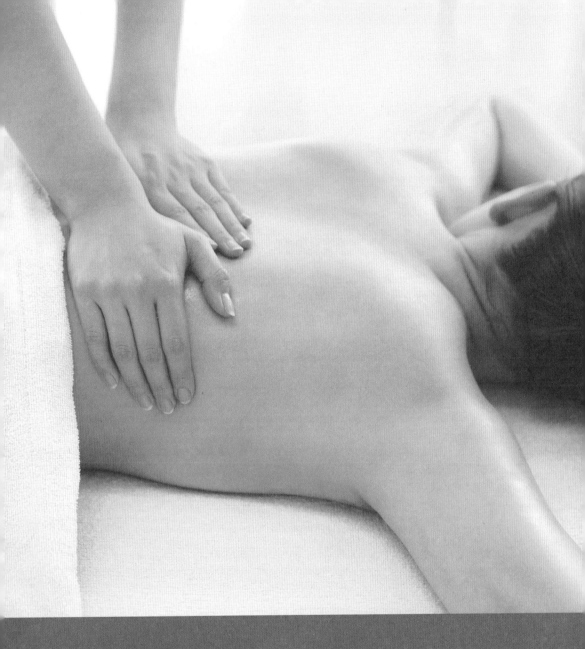

03

颈肩臂部、胸背部

打通经络，告别落枕、颈椎病

落枕

颈背气血凝滞引发落枕

常见原因

落枕的症状有点类似轻度颈肩肌肉扭伤。当使用不适当的枕头，或睡姿不良，或做某些激烈的动作，可能会导致出现颈背部疼痛、手臂麻痹、肌肉紧张和产生硬块等症状，严重时，患者头部甚至只能向固定方向转动。

由于患部附近部位会产生放散痛和硬块，运用经穴疗法加以刺激，即可消除落枕的疼痛、硬块等症状，减少复发概率。

自我应对法

方法 1 按摩风池、肩井、合谷、落枕穴

穴位位置

风池穴： 位于耳后凸起的骨头和颈窝连线的中点，发际线上1寸处。

肩井穴： 位于肩膀肌肉凸起处（肩膀中央），即大椎穴与肩峰穴连线的中点。

合谷穴： 位于拇指和食指相连的虎口部位，靠近食指骨头的一侧。当拇指和食指并拢时，凸起肌肉的高点处。

落枕穴： 位于手背第2、3掌骨间，指掌关节后5分处。

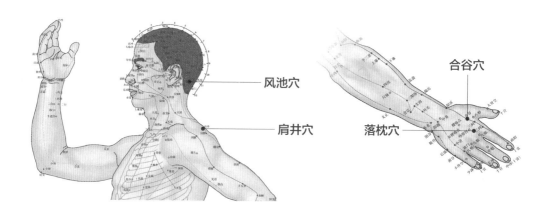

风池穴

肩井穴

合谷穴

落枕穴

按摩方法

1. 首先用拇指点按风池、肩井、合谷等穴位，每个穴位按30秒。

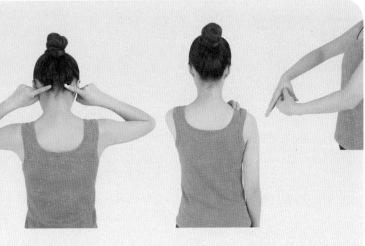

2. 在颈部两侧寻找压痛点，在压痛点上，用拇指按揉约1分钟。

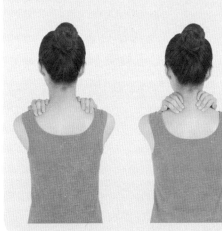

3. 用手指捏拿颈部和肩部肌肉，约2分钟。

4. 最后以拇指按压在患侧的落枕穴上，待有酸胀感时，慢慢转动头部，动作由小到大，可转动至拉扯感消失。

方法 **2** **温热身柱穴**

若是颈部活动困难，甚至动弹不得，可请人用吹风机，对着位于第3胸椎棘突下方的身柱穴加温，一感觉热就离开，反覆进行几次，颈部的僵直感，会得到一定程度的缓解。

注意事项：
使用吹风机温热身柱穴时，需避免温度过高，小心烫伤。

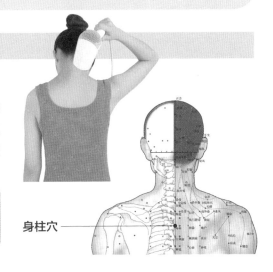

身柱穴

方法 3 按压肺俞、承筋、胃俞

穴位位置

肺俞穴： 位于背部，第3胸椎棘突下方，距离脊椎骨2指宽的外侧。

承筋穴： 位于小腿后侧肌肉隆起的最高处。

胃俞穴： 位在背部，第12胸椎棘突下方，距离脊椎2指宽的外侧。

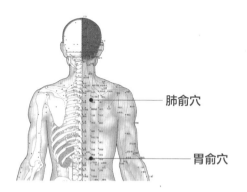

肺俞穴

胃俞穴

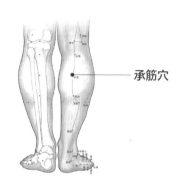

承筋穴

按摩方法

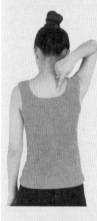

1. 先按压肺俞穴，用食指或拇指外的其他4指，按压穴位，或可使用钝头的工具，轻轻敲打穴位。以自己方便的角度为准。

2. 搓揉承筋穴，按压时采取坐姿，竖立单脚膝盖，使用拇指外的其余4指，大幅度揉搓穴位。

3. 最后采取仰卧位，使用拳头的关节头按压胃俞穴，一面负荷体重，一面稍微抬头进行加压。

肩膀酸痛
三大妙招消除上班族困扰

常见原因

肩膀酸痛常会引起头痛、眼睛疲劳等各种症状，往往造成人们生活上相当大的困扰。颈部和肩膀肌肉都由副交感神经（注①）所支配，且和支配内脏壁肌肉的迷走神经（注②）相连接。因此，常会因内脏疾病、压力引发肩膀酸痛，主要是影响到自主神经（注③）功能所致。

当然，肌肉活动过度，致使肌肉内积存过多乳酸（注④）时，肩膀也会酸痛。

虽然酸痛也可能与颈椎疾病，或运动不足有关，然而多数仍是内脏病症和压力的因素造成。

穴位疗法针对内脏病症和压力因素造成的肩膀酸痛，有相当疗效。

注① **副交感神经**
是自主神经系统的一部分，与交感神经的作用相反，却又相辅相成。两个系统必须正常调节，否则就会产生自主神经失调。

注② **迷走神经**
分布于心脏、全身血管与内脏，为12对脑神经中的第10对，是脑神经中最为复杂的一组，属混合性神经，其功能为控制腺体以及内脏的讯息进出。

注③ **自主神经**
由交感神经及副交感神经所组成，遍及身体各器官，几乎掌控全身的器官，且有一定的节奏韵律。

注④ **乳酸**
体内组织细胞在缺氧的环境下，为求持续供给能量来源，而产生的一种有机酸。

自我应对法

 方法 1 **按摩肩井、膏肓、束骨**

穴位位置

肩井穴： 位在肩膀肌肉凸起处（肩膀中央），即大椎穴与肩峰穴连线的中点。

膏肓穴： 位在背部，第4胸椎棘突的下方，距离脊椎4指（从食指到小指）宽度的外侧。

束骨穴： 位在足背外侧，小趾趾根部关节后侧，第5跖骨外侧。简易取穴法：从脚跟外缘，朝向脚尖方向滑动手指时，手指会受阻停下的部位。

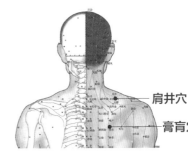

肩井穴

膏肓穴

束骨穴

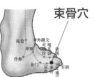

按摩方法

1. 首先按压肩井穴，用食指和中指相夹按压对侧穴位，若按压力道不够，可使用另一手的手掌，将手肘从下往上推高，一面将颈部向对侧弯曲，一面进行指压，另一侧也相同。

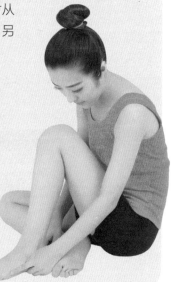

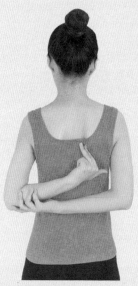

2. 按压膏肓穴，按压时，使用食指和中指按压对侧穴位，用另一手的手掌，将手肘从下往上推高，同时进行加压，另一侧也相同。

3. 最后按压束骨穴，采取盘坐姿势，使用食指按压穴位，进行小幅旋转加压，另一侧也相同。

方法 2 **按压肩外俞、合谷**

穴位位置

肩外俞穴： 位在背部第1胸椎棘突下旁开3寸。

合谷穴： 位于拇指和食指相连的虎口部位，靠近食指骨头的一侧。当拇指和食指并拢时，凸起肌肉的高点处。

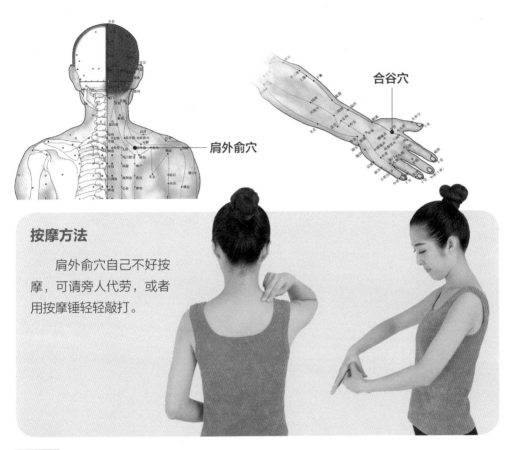

合谷穴

肩外俞穴

按摩方法

肩外俞穴自己不好按摩，可请旁人代劳，或者用按摩锤轻轻敲打。

方法
3

寻找压痛点，揉风池、肩井，按落枕穴

穴位位置

风池穴：位于耳后凸起的骨头和颈窝连线的中点，发际线上1寸处。

肩井穴：位在肩膀肌肉凸起处（肩膀中

央），即大椎穴与肩峰穴连线的中点。

落枕穴：位于手背第2、3掌骨之间，即在指掌关节后的5分处。

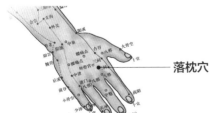

落枕穴

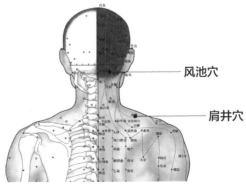

风池穴

肩井穴

按摩方法

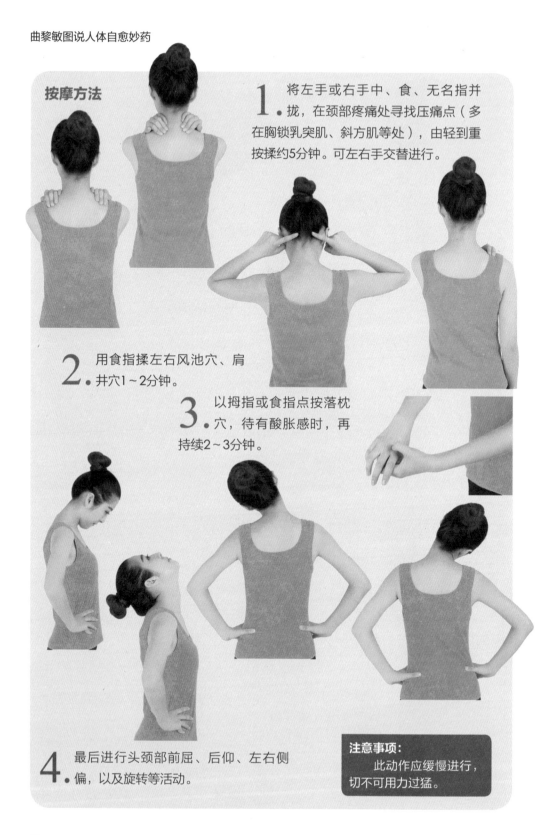

1. 将左手或右手中、食、无名指并拢，在颈部疼痛处寻找压痛点（多在胸锁乳突肌、斜方肌等处），由轻到重按揉约5分钟。可左右手交替进行。

2. 用食指揉左右风池穴、肩井穴1~2分钟。

3. 以拇指或食指点按落枕穴，待有酸胀感时，再持续2~3分钟。

4. 最后进行头颈部前屈、后仰、左右侧偏，以及旋转等活动。

注意事项：
　　此动作应缓慢进行，切不可用力过猛。

五十肩

50岁前后要多加注意的肩膀问题

认识五十肩

　　五十肩和肩膀酸痛是两回事。产生的原因仍不明确，一般认为是因为手臂使用过度，导致关节、肌肉磨损，以及激素分泌失调所致。

症状 肩部关节、肌肉僵硬。五十肩大多发生在50岁前后，症状多为肩部关节、肌肉僵硬，手臂活动受限，并在肩膀周围产生硬块、压痛点，有时还会引起手部麻痹。女性病患比男性略多，可说是更年期症候群的一部分。

缓解对策 安静、热敷、按摩。若出现急性症状，宜先保持相对静止，但是急性期之后如果继续保持静止，反而会使症状恶化。因此，即使会有轻度疼痛，也要适度地活动手臂，或进行热敷、按摩。

自我应对法

方法 1

按摩巨骨、肩髎、肩贞

穴位位置

巨骨穴： 位于锁骨外端的后侧，和肩前端角之间的凹陷之处。

肩髎穴： 位于肩关节的前端，当手臂往前举高时，所产生的前方凹陷处。

肩贞穴： 位于肩关节后侧，腋横纹上端，1拇指宽度。

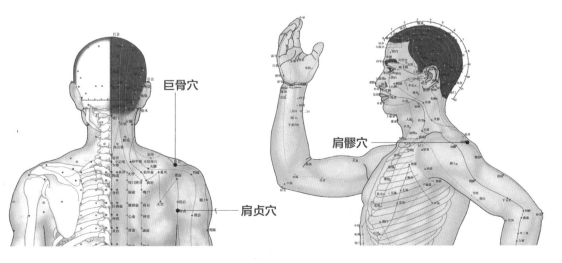

巨骨穴

肩贞穴

肩髎穴

按摩方法

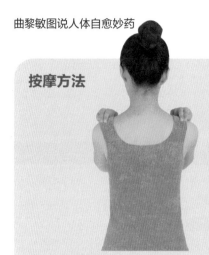

1. 先按压巨骨穴，按压时，使用食指按压穴位，以1、2、3吐气，一面加压，同时手背往外侧扭转，使指尖与按压部位成垂直角度。接着4、5、6吸气，一面放松力量，并回复为原来的姿势。

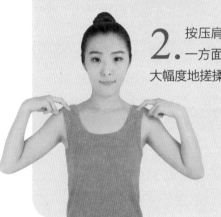

2. 按压肩髎穴，食指用力按压穴位，一方面借由手肘控制节奏，一方面大幅度地搓揉。

3. 最后按压肩贞穴，按压时，使用拇指按压对侧穴位，一面加压，一面小幅度揉搓。

方法 2　指揉疼痛点，压合谷、手三里、曲池

穴位位置

合谷穴： 位于拇指和食指相连的虎口部位，当拇指和食指并拢时，凸起肌肉的高点处。

手三里穴： 位于前臂背面，距离曲池穴下方2指宽处，按压时会感到相当酸胀。

曲池穴： 位于肘横纹外侧端，屈肘时，肘横纹与肱骨外上髁连线中点。

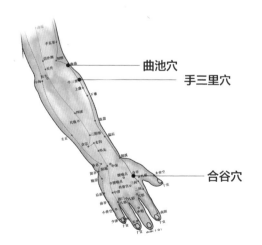

曲池穴
手三里穴
合谷穴

按摩方法

1. 指揉痛点：五十肩患者的肩部存在许多压痛点，凡是按压出现疼痛的地方，都是治疗的部位。使用对侧手的拇指、中指，或食指按揉患侧肩部疼痛部位，以能忍受为宜，每次揉10分钟，目的是放松肩部软组织。

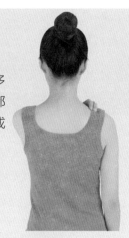
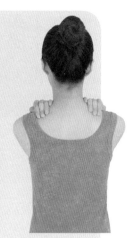

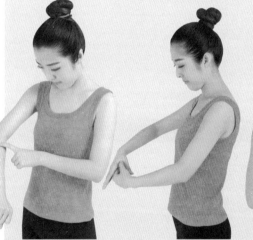
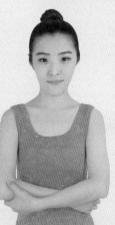

2. 点穴止痛：按压患侧的合谷穴、手三里穴和曲池穴。这是肩部和上肢止痛的有效穴位组合。

3. 抱头收展导引法：双手交叉抱在颈后部，两手臂的肘部先尽量互相靠近，然后做肩关节外展动作，两个肘部往外伸展，反复20次以上。如此持之以恒，对于改善五十肩，会有一定的效果。

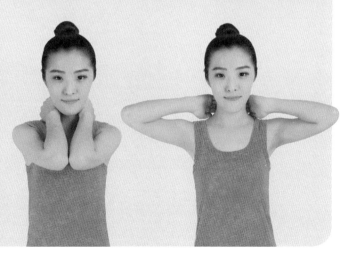

颈椎病

囊括现代人最常见的酸痛困扰

　　颈部到肩背部的疼痛、酸痛，以及手臂的麻痹，都是颈肩臂症候群的主要症状之一。它是现代人目前常见的困扰——颈椎病（注①）。

　　"颈肩臂症候群"并未局限在颈、肩部，也会在手臂到手指处出现症状。

疼痛原因：脊椎异常

　　颈部到肩部的症状，主要由于脊椎异常（椎间盘病变）所致，或因脊椎间隙变窄、软骨变形，使神经受到压迫，进而颈、肩部肌肉产生硬块，出现疼痛。

　　手臂疼痛、麻痹，以及肌力减弱等症状，多由于颈部到肋骨的肌肉群僵硬，压迫到手臂的血管，引起血循环障碍所致。

注①　颈椎病

　　人体颈椎间盘逐渐发生退行性病变、颈椎骨质增生或颈椎正常生理曲线改变，刺激或压迫颈神经根、颈部脊髓、椎动脉、颈部交感神经，引起的综合症状。

 方法 1　按摩大椎、天宗、肩井

穴位位置

大椎穴：位于颈后，颈部向前弯曲时，其突出骨头的下方凹陷处。

天宗穴：位在背部的肩胛骨中央位置。

肩井穴：位在肩膀肌肉凸起处（肩膀中央），即大椎穴与肩峰穴连线的中点。

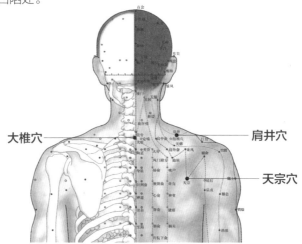

大椎穴　　肩井穴　　天宗穴

按摩方法

1. 先按压大椎穴，用食指加压，一面举高手肘，一面进行指压。

2. 接着揉搓天宗穴，按压时，使用手指按压对侧经穴，进行大幅度的揉搓。

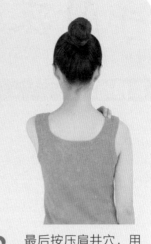

3. 最后按压肩井穴，用手指按压对侧经穴，一面将颈部向对侧弯曲，一面进行指压，另一侧也相同。

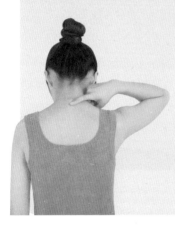

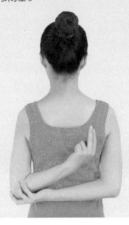

方法 **2** 指压曲泽穴、揉搓阳陵泉穴

穴位位置

曲泽穴： 弯曲手肘时，可触及肘横纹中的大筋，筋外侧的凹陷中。

阳陵泉穴： 位在小腿外侧，腓骨小头前下方凹陷处。

—— 曲泽穴

阳陵泉穴

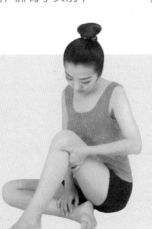

按摩方法

指压曲泽穴、揉搓阳陵泉穴，或交叉手指朝上方进行伸展运动，都有效果。

手肘疼痛、网球肘

过度使用手肘，引发肘关节发炎

长时间从事较激烈的运动，常会出现手肘疼痛。这是由于此类型的运动主要运用到手臂，容易过度使用手肘，引起肘关节发炎，出现疼痛。特别是网球中的扣球，或以不正确的姿势投变化球，更易引发手肘疼痛。

除运动外，工作上频繁使用手肘，或长时间重复同一动作，也可能引起相同症状。

出现疼痛的部位，会因动作差异而不同，但多半出现在手肘内侧、外侧，也可能是整个手肘都有疼痛感。

自我应对法

| 方法 1 | 按摩曲泽、曲池、肩贞 |

穴位位置

曲泽穴： 弯曲手肘时，可触及肘横纹中的大筋，筋外侧的凹陷中。

曲池穴： 位在肘横纹外侧端，屈肘时，尺泽穴与肱骨外上髁连线中点。当弯曲手臂时，会产生一条横纹，在横纹的外侧端。

肩贞穴： 位在肩关节后侧，腋横纹上端，1拇指宽。

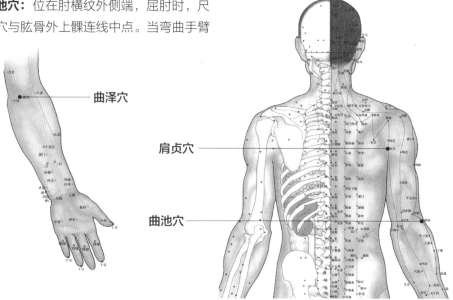

曲泽穴

肩贞穴

曲池穴

按摩方法

1. 首先按压曲泽穴，按压时使用对侧拇指按压穴位。

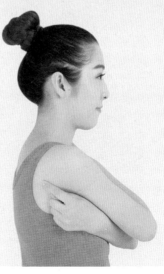

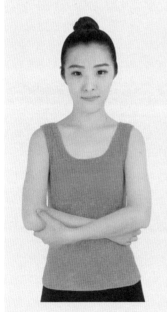

2. 按压曲池穴，使用一手的拇指揉按另一手的曲池穴，进行小幅度的旋转，也可用拇指外的其余4指深压，并前后拨动穴位处，此时，手肘竖起可增加力道。

3. 最后按压肩贞穴，使用手指按压对侧穴位的同时，一面加压，一面小幅度揉搓。

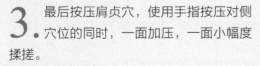

肋间神经痛
局部温灸缓解慢性疼痛效果佳

适用类别

提到胸部的神经痛，主要指肋间神经痛。一般多发生在第5至第9肋骨之间，从胸部中央稍微偏下方处。

症状 呼吸时，从背部到胸部引起疼痛。

原因 胸椎位移、内脏或胸膜发炎、受凉、疲劳，或肋骨骨折等外伤。

治疗方法

固定胸肋：使用较粗的橡皮带或胸带，固定胸椎和肋骨。

冷敷：如果是胸部神经急性发作，引起疼痛时，可以采用冷敷。

温灸：当发生慢性疼痛时，则可采用局部温灸刺激，止痛效果极佳。

补充维生素：多补充维生素，也是缓解症状的好方法。

自我应对法

按摩心俞、膈俞、步廊

穴位位置

心俞穴： 位在背部，第5胸椎棘突下方，距离脊椎2指宽的外侧。

膈俞穴： 位在背部，肩胛骨下角水平位置的第7胸椎棘突下方，距离脊椎2指宽的外侧。

步廊穴： 位在前胸，第5肋间下方，距离中心线3指宽的外侧。

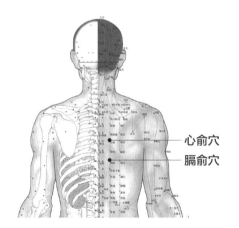

心俞穴
膈俞穴

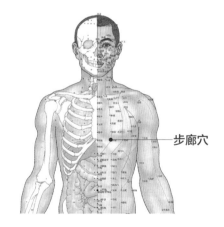

步廊穴

按摩方法

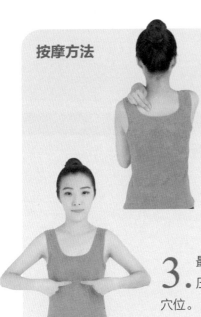

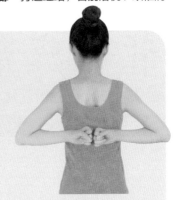

1. 首先按压心俞穴，按压时使用对侧食指按压穴位，一面以推高的方式，一面将上身朝向和经穴反向扭转，也可借助钝头的工具，轻轻敲打穴位。

2. 按压膈俞穴，按压时使用指根部的关节按压穴位，也可坐在有靠背的椅子上，背部向椅背靠近加压，或借助钝头的工具轻轻敲打穴位。

3. 最后按压步廊穴，按压时双手食指各按压穴位。

方法 2 **温热期门、金门、神封**

穴位位置

期门穴： 位在胸部，乳头直下方的第6肋间隙，即身体前正中线旁开4寸处。

金门穴： 位在脚外侧，当外踝前缘直下，骰骨下缘处。

神封穴： 在胸部，当第4肋间隙，即前正中线旁开2寸处。

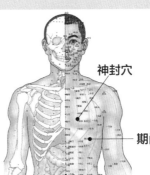

神封穴

期门穴

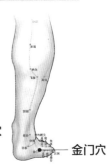

金门穴

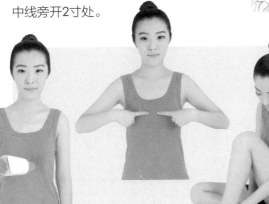

❷ **按摩方法**

1. 使用吹风机温热期门穴以及疼痛部位。

2. 使用手指按压金门穴、神封穴。

背部疼痛
运动伤害、脊椎老化是元凶

适用类别

1：运动伤害

背部疼痛若发生在年轻人，多半是由于运动伤害所引起。

腰部可前后左右移动，还能进行扭转。但胸部却只限于前后的屈伸，而不易扭转。因此，运动过程中，若扭转上身的姿势错误，经常会引起胸椎下部，以及腰椎上部的疼痛。

2：脊椎老化

若背部疼痛发生于银发族，则多半是因脊椎老化所致。多是由于老化现象、脊椎变形，或脊椎的排列发生异常，压迫到神经，引发疼痛感。

自我应对法

方法 1　按摩至阳、膻中、承筋

穴位位置

至阳穴： 位在背部，第7胸椎棘突下方的凹陷处，与肩胛下角约在同一高度。

膻中穴： 位在前胸，胸骨中央稍微下方的位置，以正常的体型来说，在两乳头连线与身体前正中线的交点处。

承筋穴： 位在小腿后侧肌群的肌肉隆起最高处。

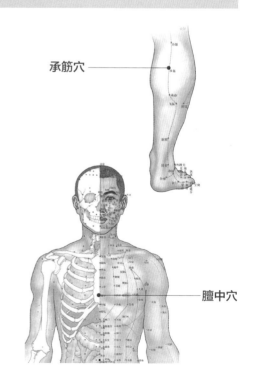

承筋穴

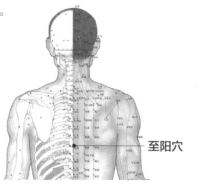

至阳穴

膻中穴

按摩方法

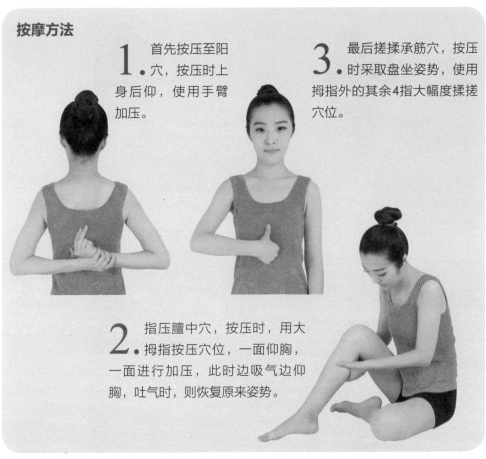

1. 首先按压至阳穴，按压时上身后仰，使用手臂加压。

3. 最后搓揉承筋穴，按压时采取盘坐姿势，使用拇指外的其余4指大幅度揉搓穴位。

2. 指压膻中穴，按压时，用大拇指按压穴位，一面仰胸，一面进行加压，此时边吸气边仰胸，吐气时，则恢复原来姿势。

方法 **2**

按摩脊中、身柱、胃俞

穴位位置

脊中穴： 位在后背正中线，第11胸椎棘突下凹陷中。

身柱穴： 位于身体背后的正中线上，在第3胸椎棘突下凹陷中。

胃俞穴： 位在背部第12胸椎棘突下，旁开1.5寸。

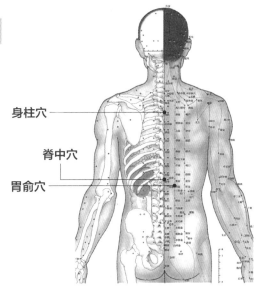

身柱穴

脊中穴

胃俞穴

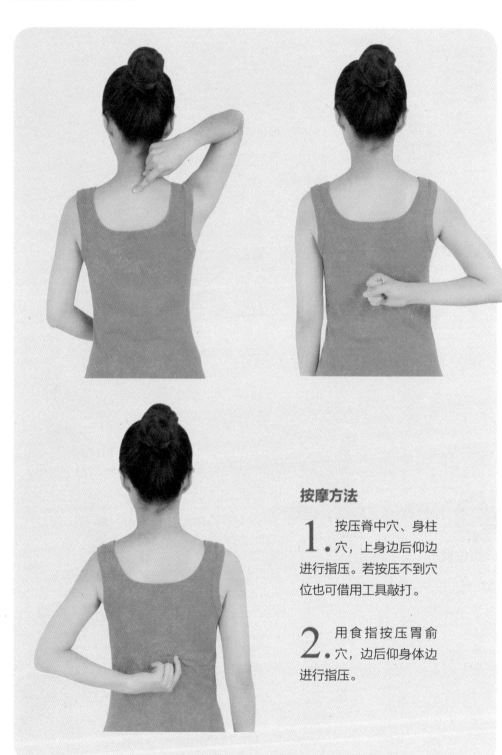

按摩方法

1. 按压脊中穴、身柱穴，上身边后仰边进行指压。若按压不到穴位也可借用工具敲打。

2. 用食指按压胃俞穴，边后仰身体边进行指压。

日常保健

多运动是预防背部疼痛的不二法门，以下介绍两种简单的导引和瑜伽动作，常做可锻炼背部肌肉，预防疼痛。

方法 1 八段锦的第一个动作：双手托天理三焦

动作要领

1. 自然站立，双手自然下垂放于体侧，两脚平开，与肩同宽，含胸收腹，腰脊放松。

2. 正头平视，口齿轻闭，宁神调息，气沉丹田。

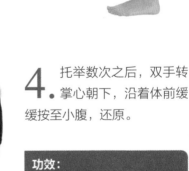

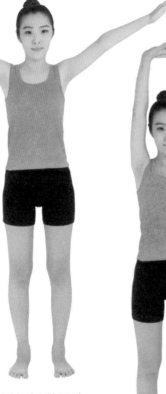

3. 双手自体侧缓缓举至头顶，转掌心向上，用力向上托举，脚跟亦随双手的托举而起落。

4. 托举数次之后，双手转掌心朝下，沿着体前缓缓按至小腹，还原。

> **功效：**
> 此为八段锦的第一个动作，该式两手交叉上托，拔伸腰背，提拉胸腹，可促使全身上下的气血流通。

瑜伽动作：猫式

由模仿猫的伸展动作而来。"猫式"是一个很好、很安全的动作，多做此姿势，对消除背部僵硬和疲劳，有很大的功效。

动作要领

1. 跪在地上，两膝打开与臀部同宽，小腿及脚背紧贴在地上，脚板朝天。俯前，挺直腰背，注意大腿、小腿和躯干成直角，使躯干与地面平行。
双手手掌按在地上，双手臂平行，指尖指向前方。手臂垂直，和地面成直角，双手掌间距离与肩同宽。

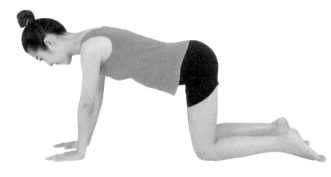

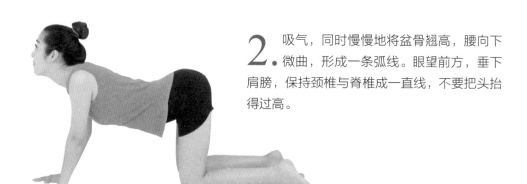

2. 吸气，同时慢慢地将盆骨翘高，腰向下微曲，形成一条弧线。眼望前方，垂下肩膀，保持颈椎与脊椎成一直线，不要把头抬得过高。

3. 呼气，同时慢慢地把背部向上拱起，带动脸向下方，视线望向大腿位置，直至背部有伸展的感觉。配合呼吸，重复以上动作6~10次。

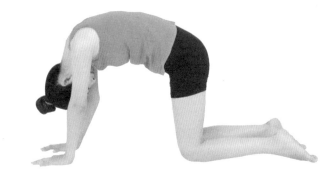

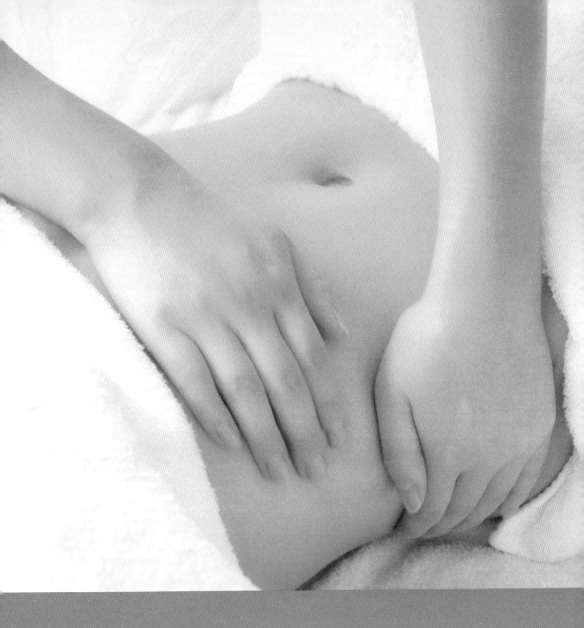

04

胸腹部

五脏、胃、胆、大小肠疾病的养护

高血压

按摩降压安全又有效

临床表现

血压和动脉硬化、高血脂并列为心脏病、脑中风等心血管疾病的高危险因子之一。

一般来说，收缩压和舒张压需要保持平衡，脉压幅度保持一定间隔相当重要。彼此之间的比例，以最高血压（收缩压）、最低血压（舒张压）、脉压的比例呈现3：2：1最佳。

如收缩压120毫米汞柱，舒张压80毫米汞柱，脉压差120 - 80 = 40毫米汞柱时，是最为理想的身体状态。

随着年龄的增长，血管日渐硬化，血压也会逐渐升高。如果收缩压达140毫米汞柱以上、舒张压90毫米汞柱以上时，就要多加留意。因为即使最高血压并不高，但最低血压太高时，身体也会有问题。

在日常生活中，采用穴位疗法控制高血压，有一定程度的缓解作用。

自我应对法

> **方法 1** **按摩人迎、天柱、涌泉**

穴位位置

人迎穴：位于喉结外侧2指宽度位置，用手触摸会感觉到脉动之处。

天柱穴：位于后头部发际，即在2条斜方肌的正外侧凹陷之处。

涌泉穴：位在整个脚掌的上1/3处，脚底中央稍微前方的位置，弯曲脚趾时，产生的凹陷处中央。

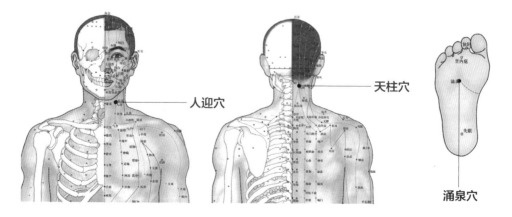

人迎穴

天柱穴

涌泉穴

按摩方法

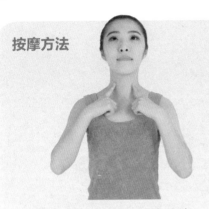 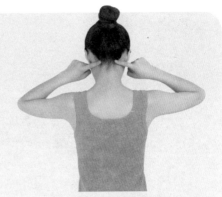

1. 首先指压人迎穴，按压时，使用食指按压穴位，颈部边后仰，边将手指以推高方式，用力进行按压。

2. 指压天柱穴，按压时双手食指各按压穴位，头部前倾时，左右食指各进行加压。

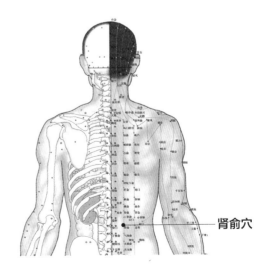

3. 最后压揉涌泉穴，按压时，采取坐姿，一脚放在另一脚膝盖上，用一只手支撑脚背，另一手的食指以直角按压穴位，进行小幅度压揉。

方法 2 **按压肾俞，足浴、按摩涌泉**

穴位位置

肾俞穴： 位在腰背部，第2腰椎棘突下方，距离脊椎2指宽外侧，和肚脐同高度。

涌泉穴： 位于整个脚掌的上1/3处，脚底中央稍微前方的位置，弯曲脚趾时，产生的凹陷处中央。

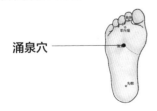

涌泉穴

肾俞穴

按摩方法

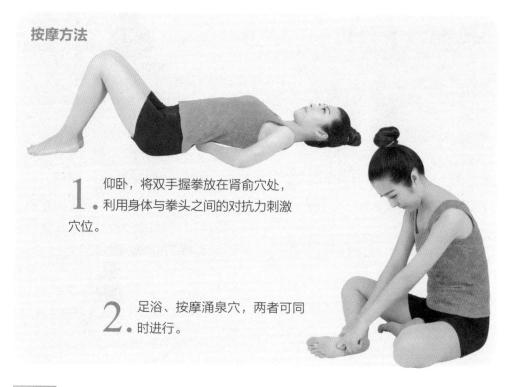

1. 仰卧，将双手握拳放在肾俞穴处，利用身体与拳头之间的对抗力刺激穴位。

2. 足浴、按摩涌泉穴，两者可同时进行。

方法 3 足心上的健身术

北京四大名医之一的施今墨，每晚用花椒水洗脚后，再用左手心按摩右脚心、右手心按摩左脚心各100次，施老称此为"足心上的健身术"，认为此法可"引热下行，壮体强身"。

具体方法 用500毫升滚水，冲泡100克花椒皮，浸泡24小时后，滤去花椒皮，即成花椒水。每晚用花椒水洗脚后，用左手心按摩右脚心、用右手心按摩左脚心各100次。洗脚后，可使血管扩张，进而发挥降低血压的功效。

低钠食材预防高血压

食材种类	预防高血压的低钠食材
蔬菜类	大白菜、高丽菜、莴苣、竹笋、冬瓜、南瓜、丝瓜、西红柿、芋头、荸荠、洋葱、苋菜、青葱、韭菜、豆类
水果类	西瓜、木瓜、菠萝、柑橘类、苹果、梨
海鲜类	鳕鱼、鲈鱼、鲑鱼

※低钠＝每100克中含钠量100毫克以下

低血压

以改善体质、提高机能为本

临床表现

定义 目前尚无明确的诊断标准，但临床上通常将收缩压低于90毫米汞柱，和（或）舒张压低于60毫米汞柱的状况，诊断为低血压。

成因 主要是体质因素。低血压患者，以早上晚起和清瘦型的人居多。

症状 肤色苍白、手脚冰冷，临床上发现，低血压的患者，肤色多呈现难看的苍白色，以及有气虚的状态。

患者可有易疲劳、食欲不振、手脚冰冷、颈部和肩膀酸痛的症状，但并非所有低血压的人都有以上表现，有些人仍生活在毫无症状的状态下。

治疗方法 低血压和高血压的治疗方法，都应因人而异。但主要是以改善体质、提高机能、促进血液循环为重点。

自我应对法

方法 1

按摩心俞、膻中、关元

穴位位置

心俞穴：位在背部，第5胸椎棘突下方，距离脊椎2指宽的外侧。

膻中穴：位于前胸，胸骨中央稍微下方的位置，即在两乳头连线与胸骨的交点之处。

关元穴：位于肚脐下方4指宽的位置。

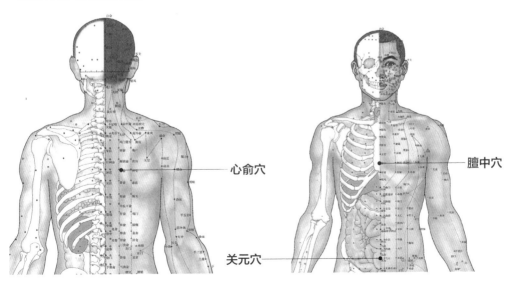

心俞穴

膻中穴

关元穴

按摩方法

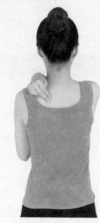

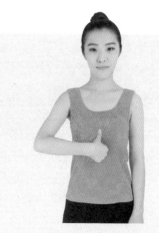

1. 首先指压心俞穴，按压时，使用对侧食指按压穴位，一面以推高的方式进行指压，一面将上身朝和经穴反向扭转；也可借助钝头的工具，轻轻敲打穴位。

2. 指压膻中穴，按压时，用大拇指按压穴位，一面仰胸一面进行加压，此时边吸气边仰胸，吐气时，则恢复原来姿势。

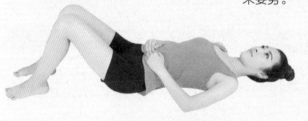

3. 最后搓揉关元穴，按压时采取仰卧姿势，屈膝，双手10指相叠按压穴位，一面小幅度揉搓，一面加压。

方法 2 按压阴陵泉、温热肓俞

穴位位置

阴陵泉穴： 使用手指从内脚踝往上，朝胫骨内侧滑动时，感觉膝盖下方的大骨头处，胫骨内侧髁后下缘凹陷处。

肓俞穴： 位于腹部，在距离肚脐两侧，各1/2拇指宽度的位置。

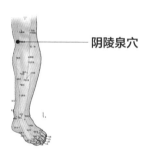

阴陵泉穴

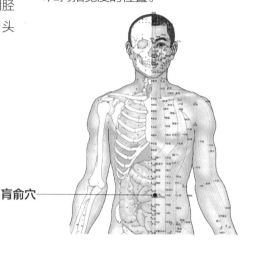

肓俞穴

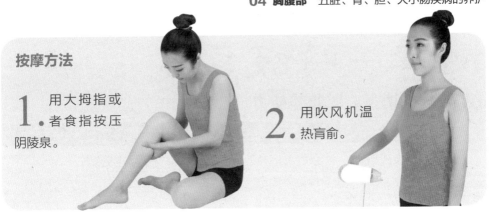

按摩方法

1. 用大拇指或者食指按压阴陵泉。

2. 用吹风机温热肓俞。

方法
3　**低血压急救法**

穴位位置

百会穴： 头顶部，位于从两眉之间引至头部的中线，与两耳尖连线的交会处。

昆仑穴： 位于脚踝的正后方，在外脚踝与跟腱之间的凹陷处。

太溪穴： 位于脚踝的正后方，在内脚踝与跟腱之间的凹陷处。

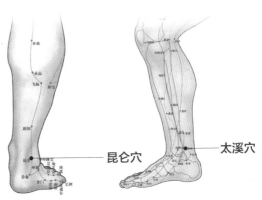

—— **百会穴**

昆仑穴

太溪穴

按摩方法

2. 用拇指及食指抓住昆仑穴、太溪穴两穴位，以与①相同的要领，强力按压6秒钟，重复20次。

1. 感到头重、头昏脑胀时，可稍微用力地指压百会穴。按摩时，可用两手的食指压住穴位，缓缓吐气，强力按压6秒钟，如此重复5次，具有改善血液循环的功效。

心悸、呼吸急促

按摩+放松增强心脏收缩能力

临床表现

很多银发族在运动，甚至是上下楼梯、坡道的时候，常会发生心悸、呼吸急促等症状，这是因为运动时，心脏需要加强收缩，来满足身体对血液的需求。

年轻人的心脏收缩能力普遍较强，一般运动心脏都能负荷，但随着年龄增长，心脏的血液供给能力会逐渐降低，因此即便是轻微的运动，心脏也需要加快搏动来供应血液；在这种情况下，偶尔就会出现心律不齐（注①）的症状。

原因1：疾病前兆

银发族在静态时所发生的心悸、呼吸急促、胸痛等症状，必须高度重视，这可能是心肌梗死（注②）、心绞痛（注③）等疾病的前兆，建议立即就医，做详细的检查和治疗。

原因2：压力或疲劳

因压力或疲劳导致背部肌肉紧绷，造成筋结压迫而引起的心悸、呼吸急促。

改善方法：放松心情，避免过多的工作压力，以及配合经穴按摩。

注① 心律不齐

指心跳不正常，即心跳不规则（心跳间隔长短不同），但是习惯上，心跳的频率过快，或过慢时，也算是心律不齐。

注② 心肌梗死

冠状动脉栓塞导致部分心脏肌肉缺血坏死，若不立即治疗，就会导致心脏损害，影响心肌功能。

注③ 心绞痛

意即胸口疼痛发作时，如同心绞割般疼痛。是因心肌突然短暂缺氧和缺血，引起心脏绞痛的疾病。初始症状为胸闷，好像吸不到空气，有较频繁的头痛，头颈出汗特别多。

自我应对法

方法 1 按摩巨阙、膻中、神门

穴位位置

巨阙穴： 位于胸骨下，心窝中间之处。
膻中穴： 位于前胸，胸骨正中线上，平第4肋间隙，两乳头之间的中点处。

神门穴： 位于手掌侧的手腕关节横纹处，在小指侧，如豆般的骨头正上方凹陷之处。

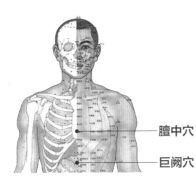

膻中穴

巨阙穴

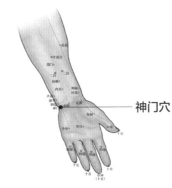

神门穴

按摩方法

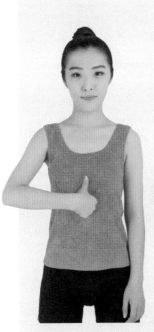

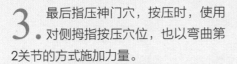

1. 首先按压巨阙穴，按压时，将双手食指相叠按压穴位，一面前倾，一面进行指压。

2. 指压膻中穴，用一手拇指或双手拇指相叠按压穴位，一面仰胸一面进行加压，此时边吸气边仰胸，吐气时，则恢复原来姿势。

3. 最后指压神门穴，按压时，使用对侧拇指按压穴位，也以弯曲第2关节的方式施加力量。

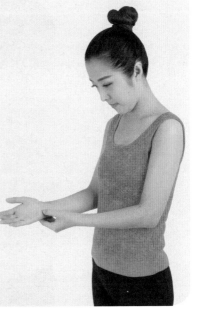

<table>
<tr><td>方法
2</td><td>## 指压少府、心俞</td></tr>
</table>

穴位位置

少府穴：位于手的掌侧，第4、5掌骨之间，握拳时，小指指尖自然弯曲后，所触及的手掌处。

心俞穴：位于背部，第5胸椎棘突下方，距离脊椎2指宽的外侧。

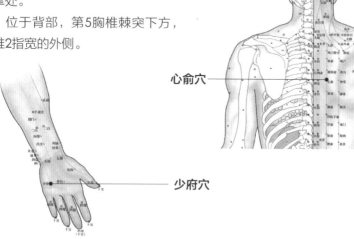

心俞穴

少府穴

按摩方法

1. 用圆钝头的东西，如刮痧板、按摩棒等按压少府穴。

2. 用手背按压心俞穴，如果手指接触不到也可用按摩棒或请旁人代劳。

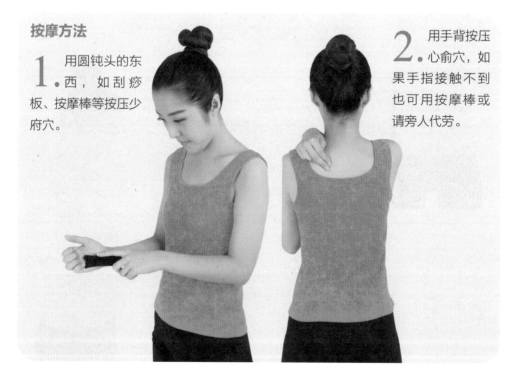

晕眩

曲差穴治疗晕眩有特效

临床表现

晕眩分为旋转性晕眩、起立性晕眩两种。

旋转性晕眩 感觉周围事物如旋转一般，这是由于掌控身体平衡感觉的内耳半规管（注①）功能失调所引起。

起立性晕眩 又称"脑贫血"，由于长期卧位或瘫痪、极度疲劳、酒醉，导致血管反射迟钝所致。

▨ 原因1：梅尼埃病

因为压力、噪声、气味等刺激，导致内耳半规管机能失调，产生带有恶心、头痛的晕眩，称之为"梅尼埃病"。

▨ 原因2：疾病前兆

另有一种伴随剧烈头痛、恶心等情况的晕眩，很可能是脑出血等疾病的前兆，务必尽快前往医院就诊。

注① 半规管

维持身体平衡的器官之一，当半规管不平衡时，也会影响听觉，引发眩晕。

自我应对法

方法 1 按压曲差穴

穴位位置

曲差穴： 由神庭穴、头维穴2穴位来取穴。将这2个穴位沿发际线连成一线，将其分成三等分，靠近神庭的第1个点，就是曲差穴。

神庭穴： 在眉心向上，入前额发际0.5寸处。

头维穴： 在额角发际上0.5寸处。

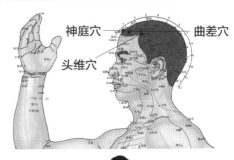

神庭穴　头维穴　曲差穴

按摩方法

手法： 用双手十指在额头从上往下按摩，随后使用左右手的食指，各按压曲差穴，同时以稍微前倾的姿势进行加压。

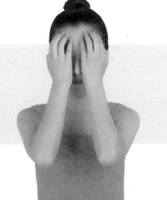

<table>
<tr><td>方法
2</td><td>按摩听宫、风池、昆仑</td></tr>
</table>

穴位位置

听宫穴： 位于脸部，耳屏前，下颌骨髁状突的后方，张口时，呈凹陷处。

风池穴： 位于耳后凸起的骨头和颈窝连线的中点，后发际线上1寸处。

昆仑穴： 位于外脚踝的正后侧，在外踝骨与跟腱之间的凹陷处。

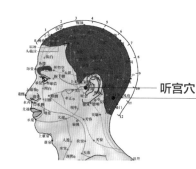

听宫穴 　风池穴

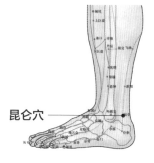

昆仑穴

按摩方法

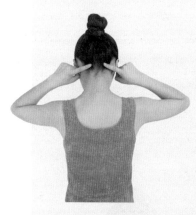

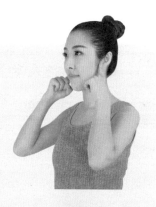

1. 首先按压听宫穴，按压时，用双手的食指按压穴位，必要时弯曲第2关节加压。

2. 按压风池穴，双手食指按压穴位，一面将头部向一侧倾倒，一面进行指压，反复进行5~6次，然后换边。

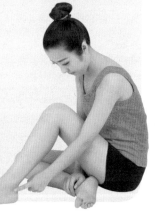

3. 最后压揉昆仑穴，按压时采取坐姿，竖立单脚膝盖，单指按压穴位。该穴每次选择按压一侧即可。

感冒
充分休息是最佳治疗方法

类型1: 外感风寒

中医将罹患风寒感冒视为寒气侵入身体。寒气呈现于体表的状态，称为感冒，稍微恶化的状态，称为伤寒。

如果症状严重，甚至会导致肺炎。风寒感冒可出现上呼吸道症状如咳嗽、积痰、发热等，导致身体不适。

以上症状都是身体防范寒气侵入，所产生的一种自我防御的生理反应，唯有充分地休息，才是最佳的治疗方法。

类型2: 流感病毒感染

流行性感冒则另当别论。由于感冒的病毒传染性较强，需要及早接受医师诊疗。

自我应对法

方法 1 **按摩风门、中府、巨阙**

穴位位置

风门穴：位于背部，第2胸椎棘突下方，距离脊椎2指宽的外侧。

中府穴：位于胸部，锁骨外端下方的凹陷处，向下约1拇指宽的位置。

巨阙穴：位于胸骨下，心窝中间之处。

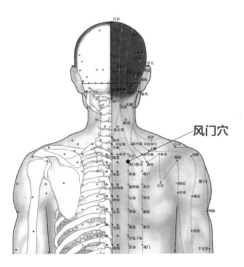

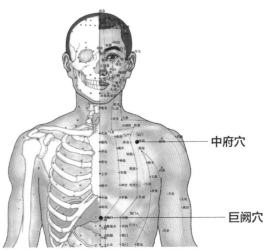

按摩方法

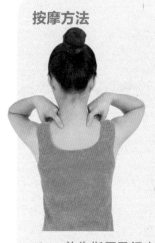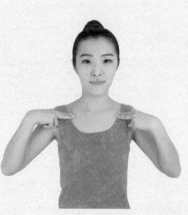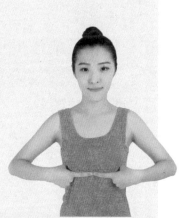

1. 首先指压风门穴，按压时，使用食指按压同侧穴位，进行大幅度揉搓，也可用拇指外的其余4指按压对侧穴位。另一侧也以相同方法进行。

2. 按压中府穴，按压时，双手手指各按压同侧穴位，一面仰胸，一面进行加压。

3. 最后指压巨阙穴，按压时，将双手食指相叠按压穴位，一面前倾，一面进行指压。

方法 2 **按压风池、肺俞、少商**

穴位位置

风池穴： 位于耳后凸起的骨头和颈窝连线的中点，后发际线上1寸处。

肺俞穴： 位于背部，第3胸椎棘突下方，距离脊椎2指宽的外侧。

少商穴： 位在拇指末节桡侧，距指甲根角1分处。

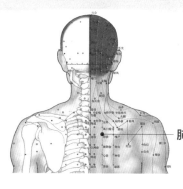

肺俞穴

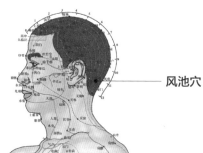

风池穴

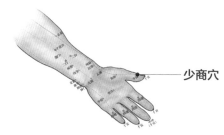

少商穴

按摩方法

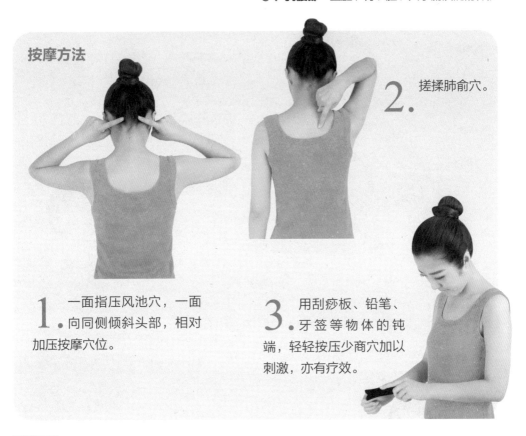

2. 搓揉肺俞穴。

1. 一面指压风池穴，一面向同侧倾斜头部，相对加压按摩穴位。

3. 用刮痧板、铅笔、牙签等物体的钝端，轻轻按压少商穴加以刺激，亦有疗效。

方法 3 擦迎香、浴面，摩百会、擦涌泉穴

穴位位置

迎香穴： 位于鼻翼外侧缘的中点，法令纹中取穴。

百会穴： 从两眉之间引至头部的中线，与两耳尖连线的交点处。

涌泉穴： 在整个脚掌的上1/3处，脚底中央稍微前方的位置，弯曲脚趾时，产生凹陷处的中央。

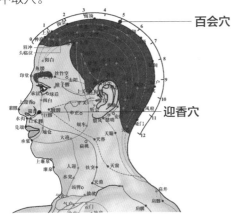

—— 百会穴

—— 迎香穴

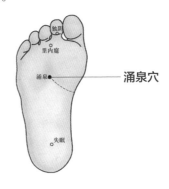

—— 涌泉穴

按摩方法

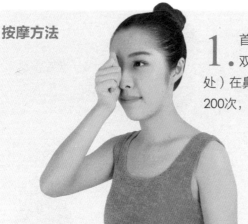

1. 首先擦迎香穴，晨起或睡前，用双手大鱼际（拇指掌侧肌肉丰厚处）在鼻翼两旁的迎香穴处，反复擦动200次，双手可同时进行。

2. 其次为浴面，用掌根在脸部上下擦动100次。

3. 摩动百会穴，用掌心盖在百会穴上，慢慢摩动2分钟左右。

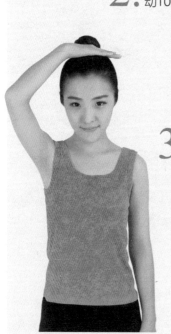

4. 摩擦涌泉穴，采取坐姿，用小鱼际（小指掌侧肌肉丰厚处）在脚心的涌泉穴摩擦1分钟左右。

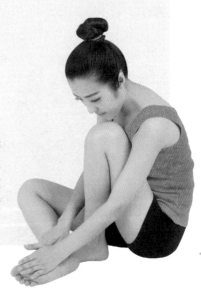

咳嗽、多痰

经穴疗法减轻症状

临床表现

　　咳嗽、多痰是感冒引起的症状之一，同时也意味着感冒已经进一步加重。

　　咳嗽是身体为去除侵入气管的刺激物，所产生的自我防御反应，而"痰"则是支气管发炎所产生的分泌物。

　　咳嗽、痰多时，背部或胸部会紧张，进而引起肩部和背部的酸痛。银发族出现此类情况时，若置之不理，最后可能会发展成肺炎。

缓解对策 经穴疗法具有去除肩背酸痛，改善咳嗽、痰多症状，使感冒不再加重的作用。

自我应对法

方法 1 按摩俞府、不容、尺泽

穴位位置

俞府穴： 位在胸部，锁骨下缘，前正中线旁开2寸处。

不容穴： 位于肚脐上6寸，在巨阙穴（任脉）旁开2寸之处取穴。

尺泽穴： 位在肘横纹中，肱二头肌腱桡侧凹陷处。取穴时，手掌朝上、稍微弯曲手肘，在手肘中央的凹陷处。

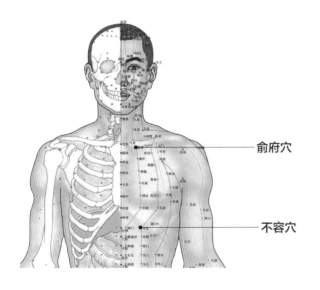

俞府穴

不容穴

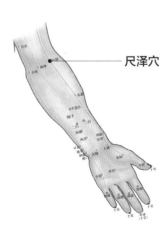

尺泽穴

按摩方法

1. 依序压揉俞府穴、不容穴，按压时可使用食指各按压穴位，以竖立手指的方式，进行小幅度的旋转压揉。

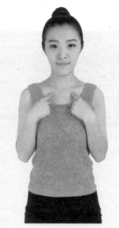
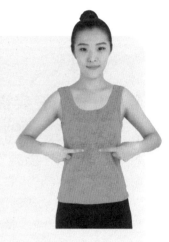

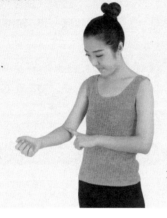

2. 最后按压尺泽穴，按压时，略曲手肘，使用另一手食指按压穴位，一边旋转，一边加压。

方法 **2** 压合谷、丰隆、天突，或水通、水金

穴位位置

合谷穴： 位于拇指和食指相连的虎口部位，靠近食指骨头的一侧。当拇指和食指并拢时，凸起肌肉的高点处。

丰隆穴： 位于膝盖骨外下方的凹陷和外踝骨连线的中点处。

天突穴： 位于胸骨切迹上方正中的凹陷处。

水通穴： 位在嘴角下4分处。

水金穴： 位在水通穴向内，平开5分处。

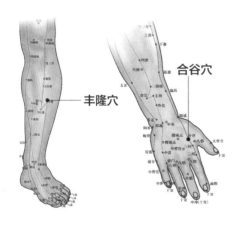

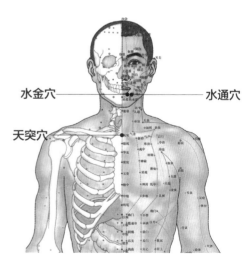

按摩方法

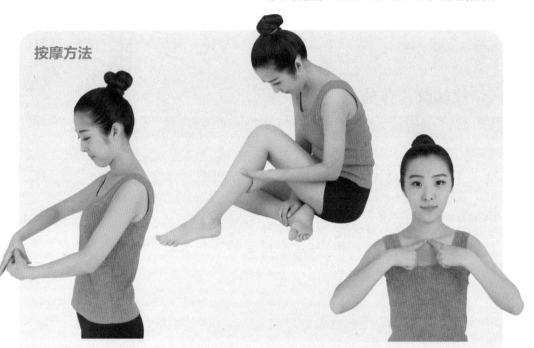

1. 使用拇指指压合谷穴、丰隆穴，或双手食指相叠，按压天突穴，也会有不错的治疗效果。

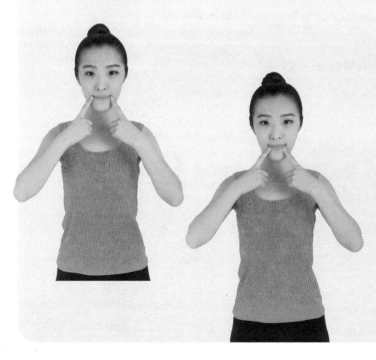

2. 用拇指按压水通穴、水金穴，也可治疗咳嗽，尤其在剧烈咳嗽时，用力按压这2个穴位，有极好的止咳作用。

慢性支气管炎、支气管扩张

穴位疗法改善体质

临床表现

慢性支气管炎 主要由体质因素引起，通常发生在体质较差、呼吸系统功能较弱者身上。在寒冷的日子出现咳嗽、咳痰，有的伴随有气喘，这是由于支气管发炎、痉挛所致。

支气管扩张 与哮喘不同，支气管从紧张变成松弛的状态，造成支气管扩张。此时，黏液性的分泌物会因无法排出而积存在支气管内，有时会形成浓稠的痰，甚至导致继发感染。首先改变环境、体质，同时使用经穴疗法，促使松弛的支气管恢复紧张状态，增进排出痰液的能力。

自我应对法

方法 1 按摩人迎、肺俞、足通谷，或按压曲池

穴位位置

人迎穴： 位在喉结外侧2指宽的位置，用手触摸会感到脉搏跳动的地方。

肺俞穴： 位在背部，第3胸椎棘突下方，距离脊椎2指宽的外侧。

足通谷穴： 位在脚小趾的外侧，趾根部关节前的凹陷之处。

曲池穴： 在肘横纹外侧端，当弯曲手臂时会产生一条横纹，在横纹的外侧端。

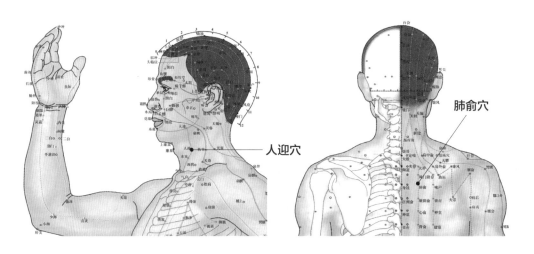

人迎穴

肺俞穴

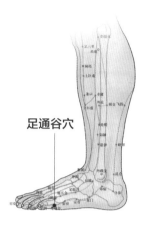

足通谷穴

曲池穴

按摩方法

1. 首先轻按人迎穴，按压时，使用食指按压穴位，以指腹进行轻按。

2. 指压肺俞穴，按压时，用双手食指各按压经穴，也可使用拇指外的其他4指，按对侧经穴，使用另一手的手掌将手肘从下往上推高，同时进行施压，另一侧相同。

3. 最后压揉足通谷穴，按压时，单腿屈膝，使用同侧食指按压穴位，一面进行小幅度旋转，一面加压。另一侧同法进行。

4. 按压曲池穴也有效果。

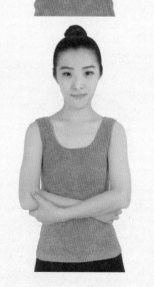

支气管哮喘

避开过敏原，增强体质

临床表现

支气管哮喘是一种过敏性的疾病。该病易发生在冬天的清晨，一旦发作，可立即进行经穴刺激。

每个人支气管哮喘的引发诱因不同，有些人是因灰尘、花粉所导致，有的人则由于气温、湿度等气候因素变化，或压力增大等情况引发气喘。

但仍以体质因素占大多数，常发生在神经质和体质虚弱者身上。特别是小儿哮喘，多半与遗传有关。

患者因接触引起发作的刺激物（过敏原），而产生呼吸困难、喘鸣等症状。

自我应对法

 方法 1 按摩巨阙、中府、膏肓

穴位位置

巨阙穴： 位在胸骨下，心窝中间之处。

中府穴： 位在锁骨外端下方的凹陷处，向下约1拇指宽的位置。

膏肓穴： 位在背部，第4胸椎棘突的下方，距离脊椎4指（从食指到小指）宽的外侧。

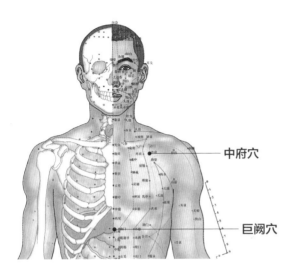

中府穴

巨阙穴

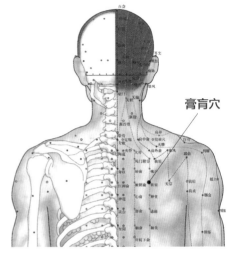

膏肓穴

按摩方法

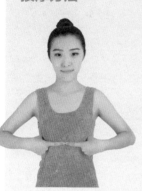

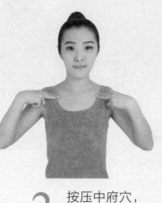

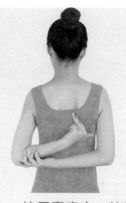

1. 首先指压位于胸骨下、心窝中间处的巨阙穴，按压时，将双手食指相叠按压穴位，一面前倾，一面进行指压。

2. 按压中府穴，按压时，双手食指按压穴位，一面仰胸，一面进行加压。

3. 按压膏肓穴，按压时，使用食指按压对侧穴位，使用另一手的手掌，将手肘从下往上推高，同时进行加压，另一侧也相同。

方法 2 温热三阴交，或指压手三里，水金、水通

穴位位置

三阴交穴： 位在小腿胫骨内侧，距离内踝4指宽度的上方位置。

手三里穴： 位在曲池穴下2寸处。

水通穴： 在嘴角下4分处。

水金穴： 位在水通穴向里，平开5分处。

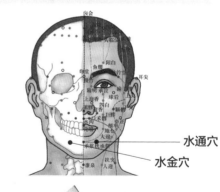

水通穴

水金穴

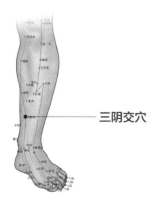

三阴交穴

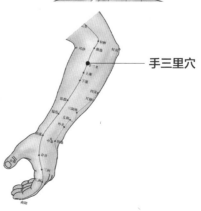

手三里穴

按摩方法

1. 使用吹风机温热三阴交穴，或指压手三里穴，都有治疗效果。

2. 用食指按压治疗咳嗽的水通穴、水金穴，是支气管哮喘发病时的特效穴位。

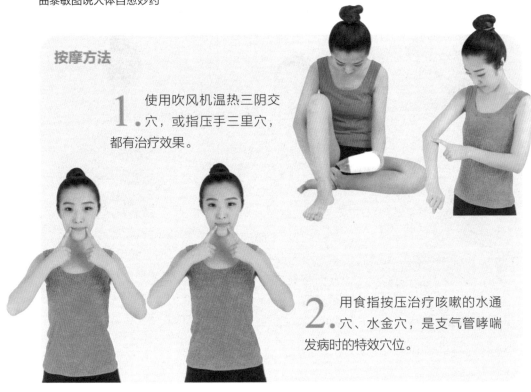

日常保健：按摩膻中、天突、丰隆、少商、鱼际、列缺

穴位位置

膻中穴： 位于前胸，胸骨正中线上，平第4肋间隙，两乳头之间的中点处。

天突穴： 位于胸骨切迹上方正中凹陷处。

丰隆穴： 位在小腿前外侧，膝盖骨外下方的凹陷，与外踝尖连线的中点处。

少商穴： 在拇指末节桡侧，距指甲根角1分处。

鱼际穴： 在第1掌骨中点桡侧，赤白肉际处。

列缺穴： 位在桡骨茎突上方，腕横纹上1.5寸处。

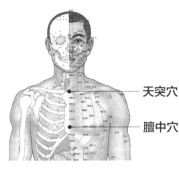

天突穴

膻中穴

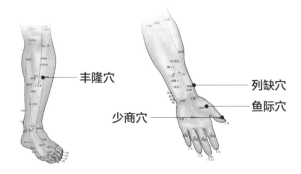

丰隆穴

列缺穴

鱼际穴

少商穴

按摩方法

平时自我保养，可以依以下6点操作：

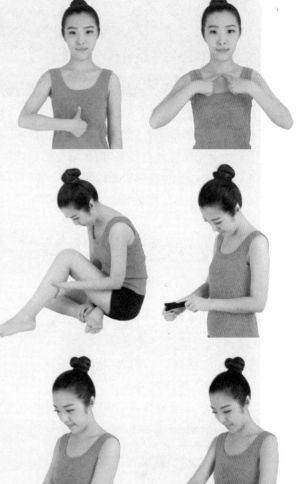

1. 按揉膻中穴：用拇指的指腹，按揉3～5分钟。

2. 点按天突穴：用食指或中指指腹，慢慢地点按1～2分钟。

3. 按揉丰隆穴：按压时，采取坐姿，用同侧手指按揉1～2分钟。

4. 点按少商穴：用铅笔或牙签的钝端，先后点按两侧少商穴，各1～2分钟。

5. 按揉鱼际穴：用拇指指腹，先后按揉两侧的鱼际穴，各约1～2分钟。

6. 按揉列缺穴：用食指按揉两侧列缺穴，各1～2分钟。

支气管哮喘适合补充哪些营养素？

❶ B族维生素：增强身体抗压性，减缓压力对身体的侵害。

❷ 维生素C：抑制使支气管哮喘恶化的化合物生成，缓解症状。

❸ 维生素E：有效保护肺部功能，避免受到空气污染。

胃积食、泛酸

穴位按摩，终结消化不良

临床表现

我们摄取的食物，需要依赖胃部的蠕动加以消化，再将其从幽门运送到十二指肠。如果胃部蠕动不良，亦即"动力不足"时，食物积存在胃中的时间过长，便会导致"胃积食"症状出现。这时，胃部仍会分泌大量的胃酸，进而引起胸口灼热感。

胃积食的发生与体质有关，大多出现在皮肤白皙，或清瘦、虚冷、神经质的人身上。

方法 1　按摩中脘、胃俞、足三里

穴位位置

中脘穴： 位于心窝和肚脐（神阙穴）连线的中点。

胃俞穴： 位于背部，第12胸椎棘突下方，距离脊椎2指宽的外侧。

足三里穴： 位于外膝眼的犊鼻穴下4横指、胫骨外侧约1横指处。

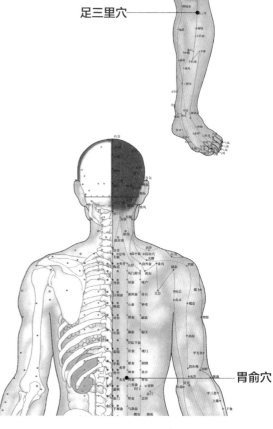

足三里穴

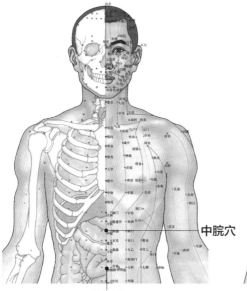

中脘穴

神阙穴

胃俞穴

按摩方法

1. 先按压中脘穴，使用食指和中指相叠按压穴位，边指压边前倾。

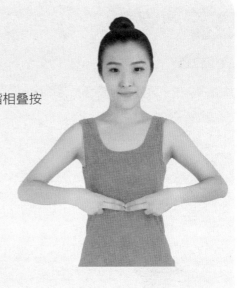

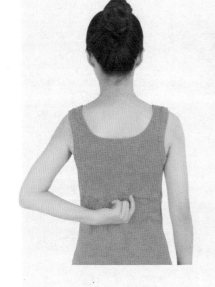

2. 按压胃俞穴，按压时使用指腹或指根部的关节按压穴位；或用双手拇指按压穴位，同时身体后仰加压。

3. 按压足三里穴，按压时采取坐姿，使用拇指和其他手指夹住脚，以拇指指腹按压穴位。

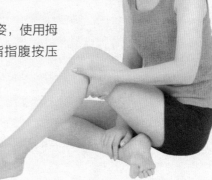

方法 2 指压扶突

穴位位置

扶突穴：位于颈外侧部的喉结旁，胸锁乳突肌前后缘之间。

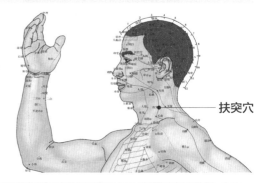

扶突穴

按摩方法

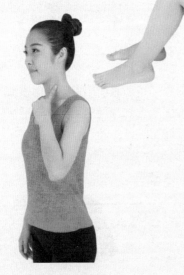

2. 或可两手相叠，以肚脐为中心，先小幅度按摩，然后加大幅度，进行顺时针旋转，轻轻摩擦腹部。

3. 最后再以双手轻轻叩打腹部，也有不错的效果。

1. 使用拇指和其他手指按住扶突穴，加以指压。

预防胃积食的小妙招：

欲避免胃积食的发生，建议运动的时间应在饭后2小时。

用餐后，胃内充满食物，此时运动会加重胃部肌肉的负担。同时，饱食后也正是血液集中胃部，进行密集消化工作的阶段，运动易造成消化不良。尤其对胃部蠕动不良者来说，即使是温和的散步，仍会造成消化道缺血，影响消化功能。

慢性胃炎

按摩放松神经、缓解胃痛

临床表现

胃肠常被称为"健康的镜子"。根据统计，大约有八成的胃病，是因精神因素所引起。胃闷、缺乏食欲等症状，多是慢性胃炎的表现，其多与精神性因素，或精神过度疲劳有关。

胃肠功能由自主神经调节，非常敏感，一旦感受压力，就会立即反应，引起胸闷感、食欲全消。如果不治愈，会有恶化成胃溃疡的可能，不可轻忽。经穴疗法可产生放松神经的效果，有效解除不适症状。

自我应对法

方法 1 **按摩涌泉、中脘、胃仓**

穴位位置

涌泉穴： 位于整个脚掌的上1/3处，脚底中央稍微前方的位置，弯曲脚趾时，产生的凹陷处中央。

中脘穴： 位于心窝和肚脐连线的中点。

胃仓穴： 位于背部，第12胸椎棘突下方，距离脊椎4指宽的外侧。

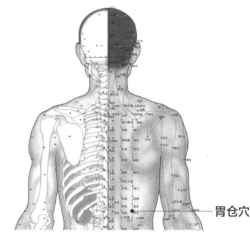

胃仓穴

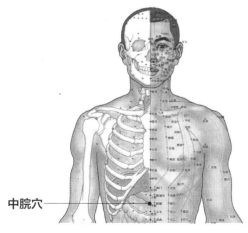

中脘穴

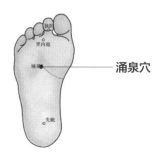

涌泉穴

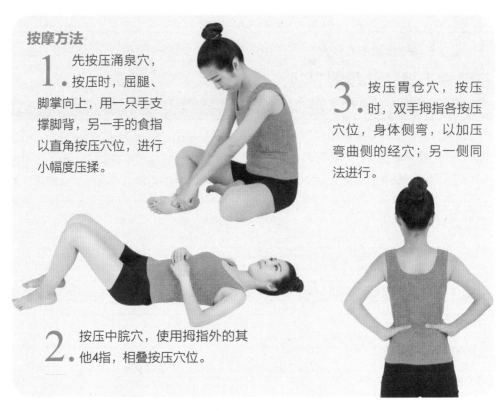

按摩方法

1. 先按压涌泉穴，按压时，屈腿、脚掌向上，用一只手支撑脚背，另一手的食指以直角按压穴位，进行小幅度压揉。

2. 按压中脘穴，使用拇指外的其他4指，相叠按压穴位。

3. 按压胃仓穴，按压时，双手拇指各按压穴位，身体侧弯，以加压弯曲侧的经穴；另一侧同法进行。

方法 2 按摩太白、手三里、中脘、足三里、内关

穴位位置

太白穴： 位在脚部大趾侧，第1跖骨小头后缘的赤白肉际之处。

手三里穴： 位在曲池穴下2寸处。

中脘穴： 位于心窝和肚脐连线的中点处。

足三里穴： 位于外膝眼的犊鼻下3寸（约4横指），胫骨外侧1横指处。

内关穴： 位于腕横纹上2寸，在手臂掌侧的正中线上，掌长肌腱与桡侧腕屈肌腱之间。

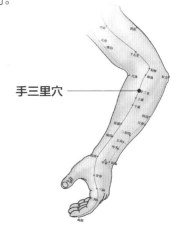

足三里穴

太白穴

手三里穴

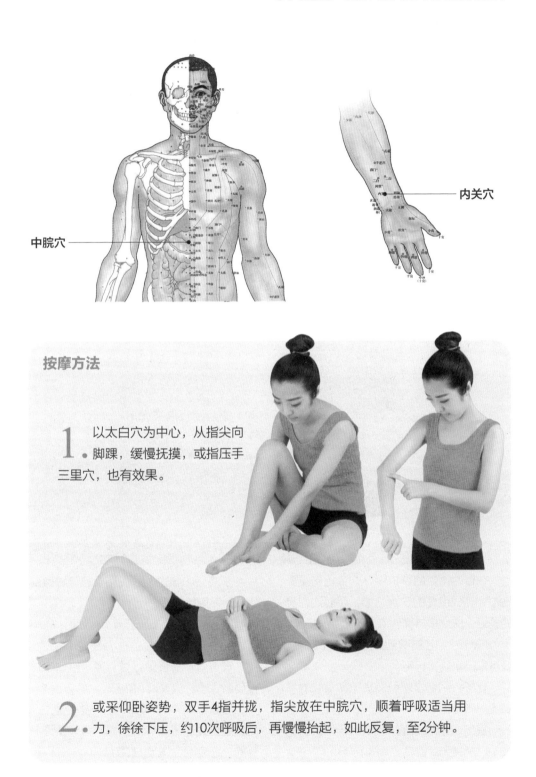

中脘穴

内关穴

按摩方法

1. 以太白穴为中心，从指尖向脚踝，缓慢抚摸，或指压手三里穴，也有效果。

2. 或采仰卧姿势，双手4指并拢，指尖放在中脘穴，顺着呼吸适当用力，徐徐下压，约10次呼吸后，再慢慢抬起，如此反复，至2分钟。

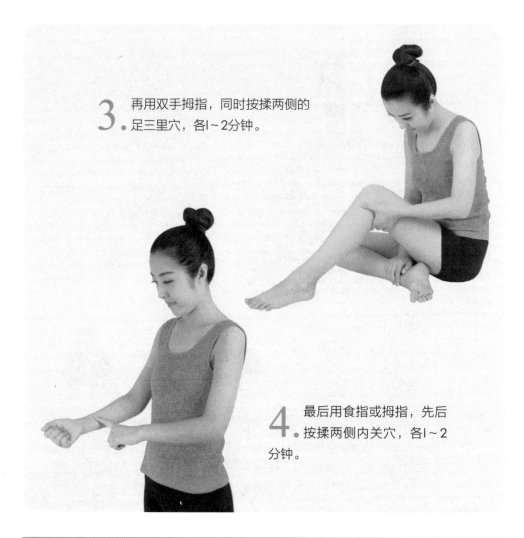

3. 再用双手拇指，同时按揉两侧的足三里穴，各1~2分钟。

4. 最后用食指或拇指，先后按揉两侧内关穴，各1~2分钟。

饮食调养

在慢性胃炎的养护中，饮食占有重要地位，养成良好的饮食习惯，是防治胃炎的关键，这也是与其他疾病不同之处。

进食时，若能做到以下5点，慢性胃炎可说已康复了一半。

宜慢：细嚼慢咽可减少粗糙食物对胃黏膜的刺激。

宜节：饮食应有节制，切忌暴饮暴食，以及食无定时。

宜洁：注意饮食卫生，杜绝外界微生物对胃黏膜的侵害。

宜细：尽量做到进食较精细、易消化、富有营养的食物。

宜清淡：少食肥、甘、厚、腻、辛辣等刺激食物，少喝酒和浓茶。

注意事项：对于较严重的慢性胃炎，特别是萎缩性胃炎，仅依靠饮食调整是不够的，还应配合适当的治疗。

胃、十二指肠溃疡

心情＋经穴疗法　改善溃疡症状

临床表现

症状 进餐前后胃部疼痛，或胃部因压痛而恶心，严重时还会出现便血。

十二指肠溃疡的症状为饥饿痛，进食后缓解。

致病原因 精神压力过大

如果经常承受过大的精神压力，不但交感神经（注②）变得紧张，同时副交感神经的功能也会跟着降低，时间一久，便会引起溃疡。

缓解对策 保持轻松的心情最重要，再配合经穴疗法，将可缓和交感神经紧张、恢复副交感神经功能。经常按压穴位，可有效改善溃疡症状。

注① 淋巴

人体免疫系统的重要组成部分之一，当淋巴液流经淋巴结时，液体中的异物会被清除。

注② 交感神经

交感神经和副交感神经共同组成自主神经系统。大部分内脏器官受到两者的共同支配，两者对器官进行精细调节，维持体内环境的稳定。

自我应对法

方法 **1** **按摩胃俞、中脘、膈俞**

穴位位置

胃俞穴： 在背部第12胸椎棘突下方，离脊椎2指宽外侧。

中脘穴： 位于心窝和肚脐连线的中点处。

膈俞穴： 肩胛骨下角，位于第7胸椎棘突下方，距离脊椎2指宽的外侧。

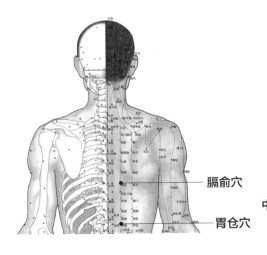

膈俞穴

胃仓穴

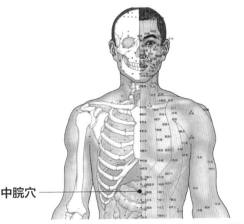

中脘穴

按摩方法

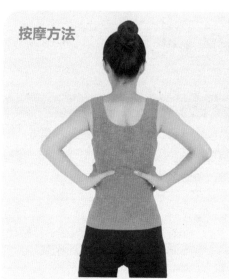

1. 先按压胃俞穴，按压时用双手拇指按压穴位，同时身体后仰加压，或坐在有靠背的椅子上，使用指根部的关节按压穴位，背部向椅子靠近加压。

2. 按压中脘穴，边指压边前倾。

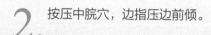

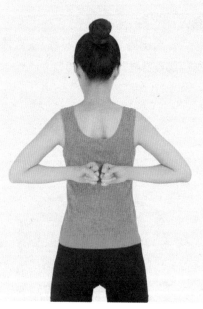

3. 按压膈俞穴，按压时使用指根部的关节按压穴位。

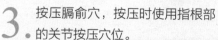

方法 2 轻擦不容，指压陷谷、曲池

穴位位置

不容穴： 位于肚脐上6寸，在巨阙穴（任脉）旁开2寸之处取穴。

曲池穴： 位在肘横纹外侧端，屈肘时，当尺泽穴与肱骨外上髁连线的中点。

陷谷穴： 位在足背第2、3跖趾关节后方的凹陷处，即用手指从趾缝向足背移动时，手指会感到受阻而停住的位置。

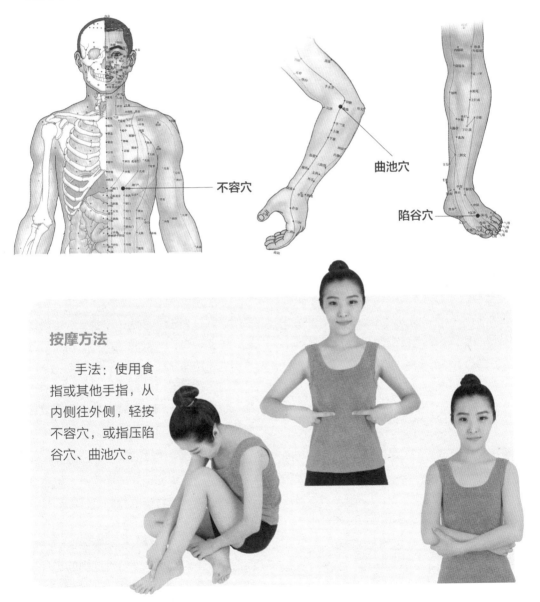

不容穴

曲池穴

陷谷穴

按摩方法

　　手法：使用食指或其他手指，从内侧往外侧，轻按不容穴，或指压陷谷穴、曲池穴。

溃疡患者的饮食禁忌

❶ 忌喝茶

对一般人来说，喝茶有益健康，但对溃疡患者，喝茶则有害无益。

因为茶接触胃黏膜后，可促使胃酸分泌增加，尤其对十二指肠溃疡患者，尤为明显。胃酸分泌过多，会抵消抗酸药物的疗效，不利于溃疡的愈合。因此为了促进溃疡面的愈合，溃疡患者最好不要喝茶，特别严禁喝浓茶。

❷ 忌喝牛奶

牛奶营养丰富，曾被认为是胃和十二指肠溃疡患者的理想饮料。但最近研究发现，溃疡病患饮用牛奶，会使病情加剧。

因为牛奶和啤酒一样，会使胃酸大量分泌。牛奶刚进入胃时，能稀释胃酸的浓度，缓和胃酸对胃、十二指肠溃疡的刺激，使上腹不适得到暂时缓解。

但片刻过后，牛奶又成为刺激胃黏膜的因素，进而产生更多的胃酸，使病情更加恶化。

溃疡患者的自我保健

溃疡是多发病、慢性病，慢性过程易反复发作，要想治愈胃溃疡，需要较为艰难持久的历程。患者除配合医护人员积极治疗外，还应做好自我保健。

❶ 必须长期持续服药

溃疡属慢性疾病，且易复发，要使其完全愈合，必须长期持续服药。切不可因症状稍有好转，便骤然停药，也不可见症状没有改善，就匆忙换药。

❷ 避免精神紧张

溃疡是一种典型的心身疾病，心理因素的影响很大。

精神紧张、情绪激动，或过分忧虑，都会对大脑皮质层产生不良刺激，使调节神经中枢的功效减弱或丧失，引起自主神经功能紊乱，不利食物消化和溃疡愈合。保持轻松愉快的心境，是治愈胃溃疡的关键。

❸ 生活有节，顺应气候变化

溃疡患者生活要有规律，不可过分疲劳，劳累过度不但影响消化，还会妨碍溃疡的愈合。患者一定要适当休息。

溃疡的发生和气候变化也有一定的关系，溃疡患者必须注意气候变化，根据节气冷暖，及时增减衣被。

❹ 注意饮食卫生

不注意饮食卫生，偏食、挑食、饥饱失度，或过量进食冷饮、冷食，或嗜好辣椒、浓茶、咖啡等刺激性食物，均会导致胃肠消化功能紊乱，不利于溃疡的愈合。

注意饮食卫生，做到一日三餐定时定量，饥饱适中，细嚼慢咽，才是促进溃疡愈合、胃肠健康的好方法。

❺ 避免服用伤胃药物

应尽量避免使用如阿司匹林、地塞米松、强的松等对胃黏膜有刺激性的药物，减少胃溃疡复发概率。

如果因病情所需，可向医生说明改用他药，或遵照医嘱，配合其他辅助药物，或在饭后服用，以减少对胃部的刺激。

肝炎
病毒感染导致肝脏细胞的病变

临床表现

成因 病毒感染肝炎是一种肝脏发炎的疾病。肝炎的原因繁多，最常见的是病毒感染。当机体器官抵抗力下降，感染肝炎病毒，导致肝脏细胞肿胀、变性、坏死，使肝脏失去原有的正常功能，其中最常见的便是乙型病毒性肝炎。

免疫失调、酗酒。自身免疫性疾病或酗酒，也可能导致肝炎。

乙型病毒性肝炎（简称"乙型肝炎"）主要通过血液、性接触、母婴传播，因此，乙型肝炎发病常具有家族性。

但并非每个带菌者都会成为乙肝患者，这与患者感染的病毒数量、毒性和感染方式等因素密切相关，每个人的体质、免疫状态，也和乙肝病情以及病程的转化密不可分。

症状 临床表现为乏力、食欲减退、恶心、呕吐、厌恶油腻食物、腹泻及腹胀，部分病例有发热、黄疸，约半数患者不知罹病，在检查中才发现。

自我应对法

方法 1 按摩肝俞、三阴交、足三里

穴位位置

肝俞穴： 位在背部，第9胸椎棘突下方，旁开1.5寸处。简易取穴法：肩胛骨下角的高度是第7胸椎棘突，从第7胸椎棘突向下数2个椎骨，在其下方旁开2指宽，即是肝俞穴。

三阴交穴： 位在小腿胫骨的内侧，距离内踝4指宽的上方处。

足三里穴： 位在外膝眼下4横指、小腿胫骨外侧，约1横指处。

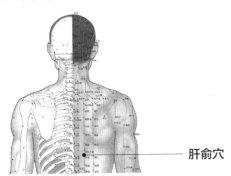

肝俞穴

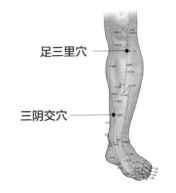

足三里穴

三阴交穴

按摩方法

1. 先按压肝俞穴，按压时可用双手拇指按压穴位，同时身体后仰加压；也可采取坐姿，选择带有直、硬靠背的椅子，一手拇指按压同侧经穴，以小幅度旋转方式压揉，同时将身体向后靠，利用椅背帮助手臂施压按摩穴位。

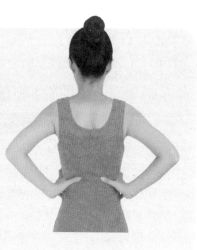

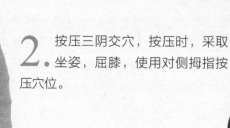

2. 按压三阴交穴，按压时，采取坐姿，屈膝，使用对侧拇指按压穴位。

3. 按压足三里穴，按压时采取盘坐姿势，屈膝，使用拇指和其他手指夹住脚，以拇指指腹按压穴位。

方法 **2** 按压阳陵泉、太冲、绝骨

穴位位置

阳陵泉穴： 弯曲膝关节成直角时，外侧腓骨小头前下方凹陷处。

太冲穴： 位于脚背，以手指沿脚拇趾、次趾夹缝向上移压，压至血管搏动处。

绝骨穴： 又称"悬钟穴"。位于小腿外侧，在外脚踝高点上3寸，腓骨的前缘。

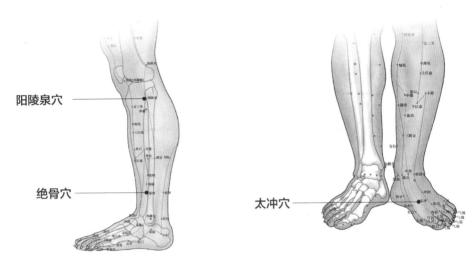

阳陵泉穴

绝骨穴

太冲穴

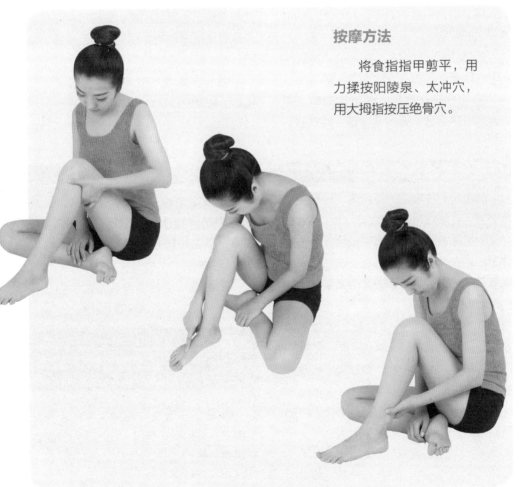

按摩方法

将食指指甲剪平，用力揉按阳陵泉、太冲穴，用大拇指按压绝骨穴。

认识肝炎

多数肝炎都是由病毒引起，称为病毒性肝炎。病毒性肝炎依其病毒型别，可分为甲、乙、丙、丁和戊型等5种。

非病毒性肝炎通过其他因素造成肝脏发炎，最常见有酒精性肝炎和药物性肝炎2种。还有因肥胖、糖尿病控制不良和新陈代谢异常造成的脂肪肝以及由慢性肝炎导致肝硬化，最后演变为肝癌。

治疗方法

乙型肝炎难以根治，目前并无特效药。宜从多方面综合治疗。

❶ 坚定信心：精神的力量，在疾病的发生、发展过程中，往往发挥不容忽视的作用。保持积极的心态，对于减轻病情有很大的帮助。

❷ 保持心情愉快：中医讲"怒则伤肝"，因此要时常保持愉快的心情。

❸ 必须卧床休息：病毒活动期，患者必须卧床休息，待病情稳定，转氨酶下降时，才能进行适当活动。

❹ 适当服用药物：乙肝用药如用兵，多则有害，少则无效，针对自己的病情，宜在医师指导下，选择服用抗病毒、调整免疫力、活血化瘀、抗纤维化和促进肝细胞再生等药物，切勿病急乱投医、滥用药物。

❺ 生活规律，饮食节制：保持生活规律，合理安排饮食，以清淡为主。

肝炎患者的饮食宜忌

肝炎是一种常见的传染病，一定要提高警觉，及早发现、及早治疗。

一旦罹患肝炎，应该积极治疗、适当休息和补充营养，才有可能在较短时间内恢复健康。以下是专家建议患者应该多吃的5种食物：

❶ 牛奶：含优质蛋白质、人体易吸收的乳糖与乳脂、多种维生素、丰富的钙、磷和多种微量元素，是肝炎患者理想的天然食物。

❷ 鱼类：其蛋白质和人体的蛋白质结构相似，有助于消化和吸收。

❸ 蜂蜜和蜂王乳：主要成分是葡萄糖和果糖，可直接被人体吸收，同时含有多种无机盐和微量元素，容易被人体吸收，利用率高。

❹ 鸡蛋：蛋黄中含有丰富的脂肪，包括中性脂肪、卵磷脂和胆固醇。

注意事项：
肝炎患者可适度地摄取蛋类，以每天不超过2个鸡蛋为宜。

❺ 蘑菇：含有丰富的氨基酸和多种维生素，并且具有抗菌、防癌，以及健脾开胃的功效。

急性肝炎的警讯

出现不明疼痛，肤色黄染、性功能发生变化，极可能是肝病的早期症状，生活中必须特别注意。

皮肤和眼睛巩膜黄染，是急性病毒性肝炎患者的特征。

面色晦暗是慢性肝炎的特征，这种晦暗与太阳晒黑的皮肤不同。慢性肝炎病患通常会脸部暗淡无光泽，严重者还会出现黑眼圈，其中大多数为慢性乙型肝炎。

掌心泛白、皮肤出现蜘蛛痣：肝炎患者与常人的手掌颜色大不相同，普通人的手掌颜色红润，而肝炎病患手掌心泛白无血色，大小鱼际却泛红；躯干皮肤出现蜘蛛痣。

如何及早发现肝炎

不明原因的右上腹疼痛，乏力、恶心、食欲下降，都有可能是肝病的早期症状，在生活中必须特别注意。如皮肤和眼睛巩膜黄染，是急性病毒性肝炎患者的征兆；脸部暗淡无光泽、出现黑眼圈，则是慢性肝脏疾病的早期症状。

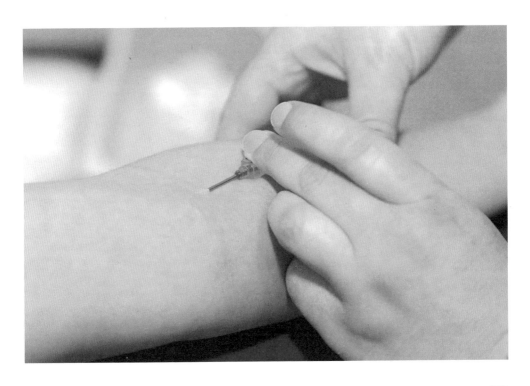

胆囊炎、胆结石

按摩护卫身体里的隐士——胆

临床表现

❶ 胆囊炎的分类

主要分为急性和慢性两种，临床上以肥胖、生育过多、40岁左右的女性，发病率最高。

急性胆囊炎 发病与胆汁瘀滞和细菌感染密切相关。

慢性胆囊炎 一部分由急性胆囊炎发展而成，但多数没有急性发作的病史。约有70%的患者伴随有胆结石。

由于胆结石刺激，加上长期慢性炎症、反复多次急性发作，因而使胆囊萎缩或囊壁纤维组织增生肥厚，终致囊腔缩小或扩大功能丧失。

❷ 胆囊炎的病因

胆囊就是苦胆，形状像梨，它是贮存和浓缩胆汁的脏器。

人们在吃进食物后，通过神经反射，使胆囊收缩，胆汁通过胆道流入十二指肠，促进脂肪的消化和吸收。

原因1： 肥胖或疾病

如果身体过于肥胖，或有代谢紊乱、神经内分泌调节障碍、胆结石等疾病，胆汁就不易从胆囊流出，而滞留在胆囊里。胆汁里的水分逐渐被吸收，使胆盐浓度增高，而胆盐会刺激胆囊黏膜发炎。如果同

时有感染、消化不良、结石形成，就更容易诱发胆囊炎发作。

原因2： 生活压力过大

40岁左右的中年人，由于工作压力大、生活步调加快，往往有不同程度的神经调节和代谢障碍，影响胆囊的正常收缩与舒张，使胆汁的排泄不顺畅。

原因3： 内分泌改变

停经期前的中年女性，因为内分泌改变的关系，常会影响胆汁的分泌和调节，也因此罹患胆囊炎的概率，要比同龄男性更高一些。

❸ 症状表现

不少急性胆囊炎患者，往往在进食油腻晚餐后的半夜发病。因为高脂饮食会使胆囊加强收缩，而平卧姿势，又易于小胆石的滑入，并嵌入胆囊管。

急性胆囊炎主要症状：右上腹持续性疼痛、间歇性加剧，向右肩背放射；常伴随发热、恶心呕吐，但寒战少见，黄疸轻。

慢性胆囊炎主要症状：慢性胆囊炎的症状、身体特征并不明显。多表现为胆源性消化不良，厌恶油腻食物、上腹部闷

胀、嗳气（打嗝）、胃部灼热等，有的症状和溃疡或慢性阑尾炎相似；有时因结石阻塞胆囊管，出现急性发作，但当结石移动、梗塞解除，就会迅速好转。

急性胆绞痛的缓解对策

发生急性胆绞痛时，有明显的右上腹痛或中上腹痛，多为阵发性绞痛，按摩可有助于解除痉挛、缓解疼痛。

方法 1

点按阳陵泉、丘墟、太冲、期门

穴位位置

阳陵泉穴： 膝关节弯曲成直角时，小腿外侧腓骨小头前下方的凹陷处。

丘墟穴： 位于外脚踝前下方的凹陷之处。

太冲穴： 位在足背部，用手指沿脚大趾、次趾夹缝向上移压，可感到血管搏动处即是。

期门穴： 位于胸部，乳头直下两肋处，即第6肋、第7肋的间隙中。

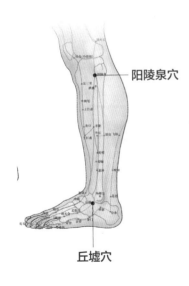

阳陵泉穴

丘墟穴

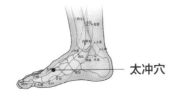

太冲穴

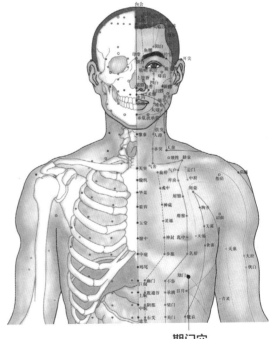

期门穴

按摩方法

用拇指指尖点按穴位，力道可稍重些，每个穴位按揉1～2分钟，穴位处出现酸胀感即可。

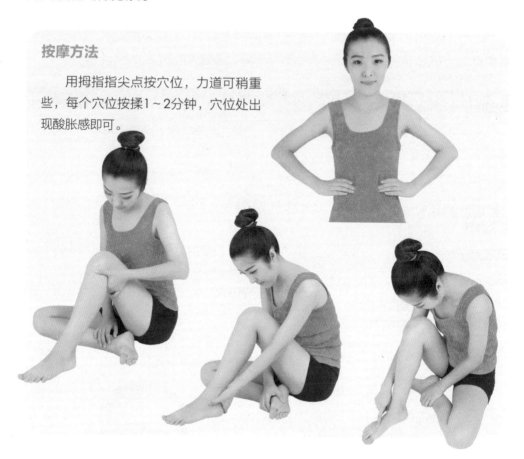

方法 2 腹部揉按法

手法：采取仰卧或坐姿，右手紧贴在右上腹，在前臂和腕关节的带动下，以环形连续并有节奏地按摩，呈顺时针方向，用力均匀，平均每分钟80～100次，按摩时间约为15分钟，腹痛缓解即可停止。

方法 3 耳穴按压法

手法：用拇指和食指按捏耳部，凡是出现疼痛明显的部位，可稍加施力揉按，时间为5～10分钟，疼痛缓解则止。

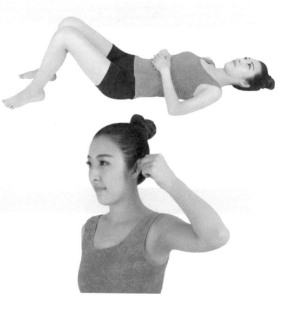

预防保健

在疾病间歇期，大部分胆结石患者并无明显症状，进行保健按摩可预防胆结石复发。

按揉曲池、内关

穴位位置

曲池穴： 屈肘时，肘关节横纹的外侧端。

内关穴： 位在手臂掌侧正中线，腕横纹向上3指处。

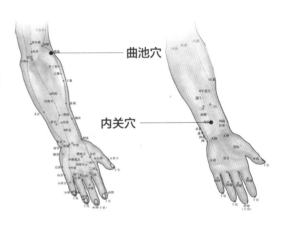

曲池穴

内关穴

按摩方法

一般用拇指以顺时针方向，按揉30～40圈，每穴按揉约1分钟，每日1～2次。

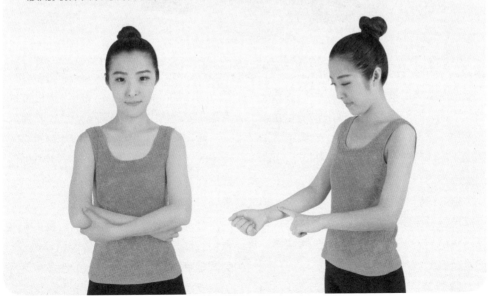

方法 2 腹部按摩

穴位位置

中脘穴： 位于胸骨下端，与肚脐连线的中点处。

天枢穴： 位于中腹，肚脐左右各3横指处。

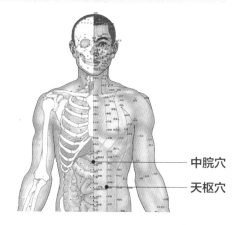

中脘穴

天枢穴

按摩方法

以食指为中心，4指为辅，或以手掌为点，顺时针按揉穴位，每次30～50次，每日1次。

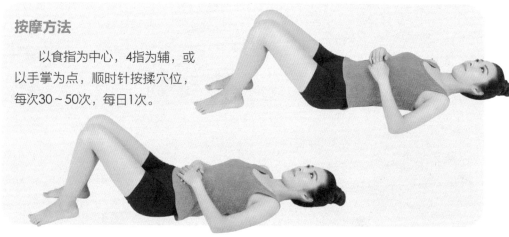

饮食宜忌

控制饮食可预防胆囊炎、胆石症急性发作。因为脂肪类食物能促进收缩胆囊素的产生，进而增强胆囊收缩；如果胆道口括约肌不能及时使胆汁流出，则可能引起上腹部不适。

❶ 禁食脂肪类食物：在胆囊炎、胆石症急性发作期，应禁食脂肪类食物，可适量食用高碳水化合物制成的流质饮食，如稀饭。

❷ 远离胆固醇：不论在胆囊炎、胆石症发作期或稳定期，含有丰富胆固醇的食物，如动物内脏、蛋黄等均应少吃为宜。

❸ 食用植物性油脂：植物性油脂有利胆的功效，在胆囊炎、胆石症稳定期，或没有总胆管梗塞的患者均可食用，不必限制。

❹ 多摄取水果：水果中大量的维生素和各种养分，可养颜健体、延年益寿。美国最新一项调查发现，女性多食用橙子，能预防和减少胆囊炎的发生。

护胆小常识

❶ 胆囊内胆汁的作用是消化脂肪，若切除胆囊，则需采低脂饮食。

❷ 术后的饮食方式宜采取少量多餐。

❸ 要吃早餐，勿暴饮暴食。

❹ 避免摄取含酒精及咖啡因成分的食物。

❺ 避免长时间坐着，也不要太过疲劳。

❻ 维持正常体重。

❼ 养成每天做30分钟中等强度运动的习惯，减少血液中的坏胆固醇。

贴心叮咛

随着生活水平不断提高，胆结石却相对增加，许多40岁左右的中年人，有不同程度的胆结石，这主要和暴饮暴食、饮食油腻有关。

经常应酬、习惯夜生活、长期出差的男性，甚至会发生胆绞痛。小结石一般可通过排泄机能排出，只要合理饮食，大多可避免结石的疼痛及手术之苦。

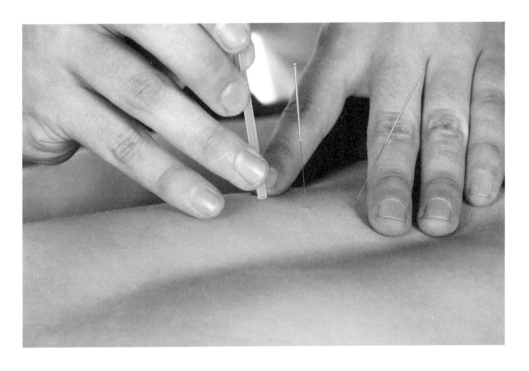

浮肿

指压肾俞穴调节代谢，彻底排除多余水分

临床表现

当运动不足、长时间采取相同姿势，导致输送血液回心脏的肌肉泵功能降低，便会引起腿部浮肿。而促进血液循环，是消除浮肿的重要方法。

如果发现脸部浮肿，则要留意是否为内脏疾病。

肾脏疾病 伴随有高血压、腰痛、皮肤变黑等症状。

肝脏疾病 若出现黄疸、食欲不振，则可能是肝脏有病变。

糖尿病 出现全身性浮肿。

心脏疾病 心脏机能衰弱时，也会产生腿部浮肿。

自我应对法

方法 1 按摩肾俞、肓俞、瞳子髎

穴位位置

肾俞穴： 在腰背部，第2腰椎棘突下方，距离脊椎2指宽的外侧，与肚脐同高。

肓俞穴： 位在腹部，在距离肚脐两侧，各约1/2拇指宽的位置。

瞳子髎穴： 位于外眼角，在眶骨外侧边缘凹陷处。

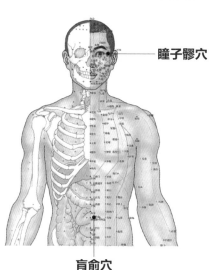

瞳子髎穴

肓俞穴

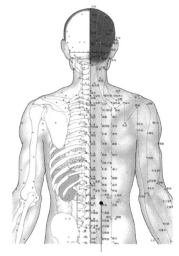

肾俞穴

按摩方法

1. 按压肾俞穴，按压时采取仰卧姿势，屈膝，握拳插入腰部下方，使用指根部的关节抵住穴位，一面抬起头部，一面把体重负荷在拳头上加压。

2. 指压肓俞穴，按压时，采取仰卧姿势，屈膝，双手中指相叠按压穴位。以1、2、3吸气，一面胀起腹部、挺高腰部，一面进行指压。再以4、5、6吐气，一面放松力量，一面恢复原来姿势。另一侧同法进行。

3. 按压瞳子髎穴，使用双手的食指按压穴位，头部朝一侧倾倒进行加压，再换对侧。

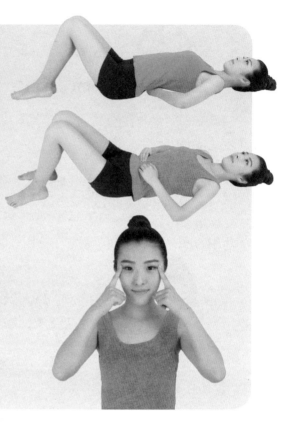

肾俞穴的功能

秋、冬体表排汗能力减弱，大量水分堆积在体内。不少女性，在冷天有吃辣或吃火锅的习惯，重口味饮食加重肾脏负担，无法正常排泄水分，易使身体浮肿。

按摩肾俞穴，有助于维护肾脏健康，帮助调节新陈代谢，使体内多余水分迅速排出，让恼人的浮肿彻底远离。

方法
2

按压攒竹、承浆，搓揉涌泉、期门或温热肝俞

穴位位置

攒竹穴： 位于脸部眉头两侧，眉毛内侧边缘凹陷处。

承浆穴： 位于脸部，颏唇沟的正中凹陷处。

涌泉穴： 位于整个脚掌的上1／3处，脚底中央稍微前方的位置，弯曲脚趾时，产生的凹陷处中央。

期门穴： 位于胸部，当乳头直下，第6肋间隙，前正中线旁开4寸。

肝俞穴： 位在背部，第9胸椎下旁开1.5寸处，即肩胛骨下角位置的第7胸椎下，2个椎体的棘突下，距离脊椎2指宽的外侧。

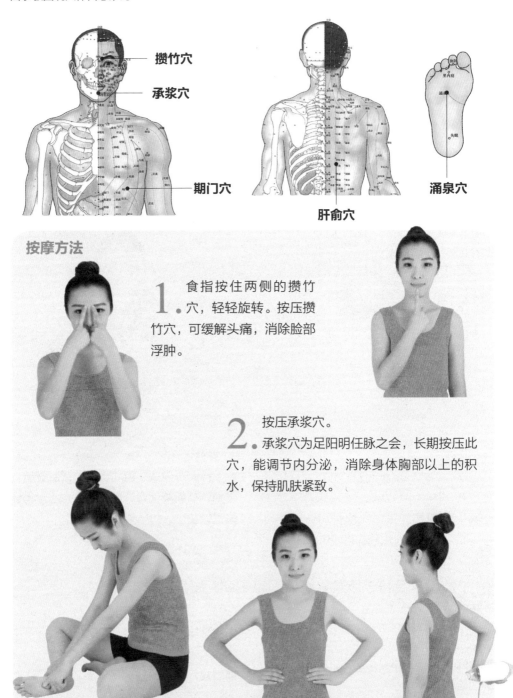

攒竹穴

承浆穴

期门穴

肝俞穴

涌泉穴

按摩方法

1. 食指按住两侧的攒竹穴，轻轻旋转。按压攒竹穴，可缓解头痛，消除脸部浮肿。

2. 按压承浆穴。承浆穴为足阳明任脉之会，长期按压此穴，能调节内分泌，消除身体胸部以上的积水，保持肌肤紧致。

3. 搓揉涌泉穴、期门穴或温热肝俞穴，也有效果。

排尿困难
经穴疗法改善排尿问题

临床表现

排尿困难或有残尿感的症状，以银发族或男性居多。

银发族 大多是因为老化，使控制排尿的括约肌功能降低，尿液无法完全排出，进而产生残尿感，其中又以瘫痪的银发族居多，因此要尽可能帮助其排尿。

当括约肌的功能降低时，可采用锻炼腹肌的方法改善症状。

男性 多是由于接近膀胱的前列腺

（注①）肥大，阻塞尿道出口，引起排尿困难。而此种状况无法单靠经穴疗法改善，必须同时接受医生的检查治疗。

注① 前列腺

前列腺是男性独有的器官，位在膀胱出口，是一个锥形腺体组织，包围着最前段的尿道，成人重约16～18克，直径约3厘米，但会随着年龄增长，造成排尿困难。

自我应对法

方法 1 按摩曲骨、三阴交、水分

穴位位置

曲骨穴：位于下腹部的正中线，耻骨正上方中央的凹陷之处。

三阴交穴：位于小腿胫骨内侧，距离内踝4指宽的上方位置。

水分穴：位于肚脐上方，1拇指宽的位置。

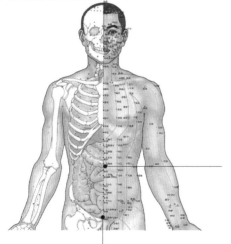

水分穴

曲骨穴

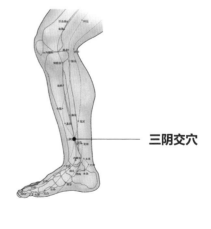

三阴交穴

按摩方法

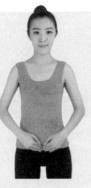
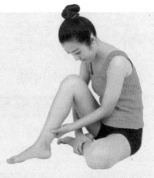

1. 按压曲骨穴，按压时，可用双手10指按压穴位，同时身体前倾，进行加压。

2. 按压三阴交穴，按压时，采取盘坐姿势，屈膝，使用对侧食指或拇指按压穴位，其他4指置于小腿外侧，相对拇指同时用力加压按摩穴位。

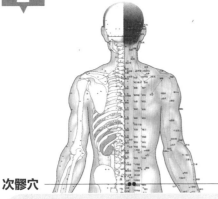

3. 最后指压水分穴，按压时采取仰卧姿势，同时屈膝，用单手或双手手指相叠按压穴位，一面小幅度揉搓，一面加压。

方法 2 指压次髎穴、膀胱俞

穴位位置

次髎穴： 位在臀部，骶骨的第2后孔中。
膀胱俞穴： 骶骨的第2椎棘突下，旁开1.5寸处。

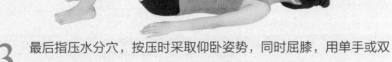
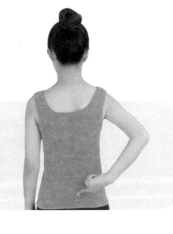

次髎穴 ——————————————— 膀胱俞穴

按摩方法

次髎和膀胱俞左右相隔，一个手指头可同时按压到，也可用食指和中指并列按摩。

尿频

温热百会、摩腹都有效

临床表现

酒后尿频 有时人们会出现酒后比平常更频繁入厕的现象，这是因为酒有利尿作用，因此不用太过担心。

银发族尿频 不喝酒却依然尿频，对银发族来说，可能是肾脏功能出现病变导致。银发族因控制排尿的括约肌能力逐渐衰弱，相对排尿也会较为困难，造成每次只能少量排尿的情形。

肾功能障碍尿频 肾功能障碍引起的尿频，与糖尿病、高血压、肾炎等各种疾病损害肾脏对尿液的浓缩、稀释功能有关，必须至医院进一步检查，了解病因，及时治疗，避免造成对肾脏的伤害。

失眠尿频 有人因工作压力太大引起失眠，产生尿频；相反，却也有人是因为尿频，而导致失眠。

上述症状采用经穴疗法，都有一定的缓解功效。

自我应对法

方法 1 按摩气冲、三焦俞、阴陵泉

穴位位置

气冲穴： 位于腹股沟部，能感觉大腿动脉搏动处。

三焦俞穴： 位于腰部，第1腰椎棘突下方，距离脊椎2指宽的外侧，和肚脐同高的肾俞穴上方。

阴陵泉穴： 位在小腿内侧，用手指从内脚踝往上，朝胫骨内侧滑动时，感觉膝盖下方的大骨头之处，胫骨内侧髁后下缘凹陷处。

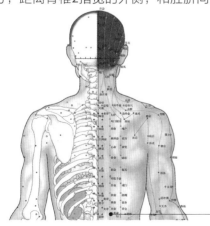

三焦俞穴

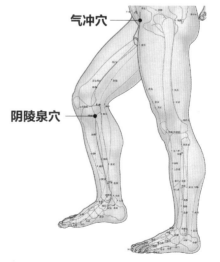

气冲穴

阴陵泉穴

按摩方法

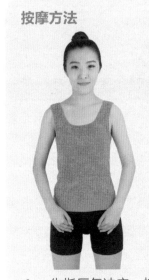

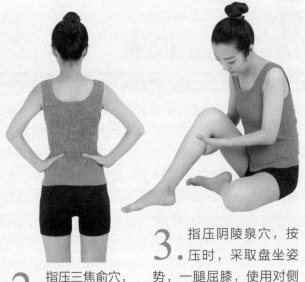

1. 先指压气冲穴，按压时，双手食指和中指按压穴位，左右两侧同时进行施压，也可采取坐姿。

2. 指压三焦俞穴，按压时双手拇指各按压穴位，身体边后仰，边进行指压。

3. 指压阴陵泉穴，按压时，采取盘坐姿势，一腿屈膝，使用对侧拇指按压穴位，其他4指置于小腿外侧，相对拇指同时加压按摩。

> **方法 2** 温热百会穴，或按压公孙穴

穴位位置

百会穴： 位于从两眉之间引至头部的中线，与两耳尖连线的交点处。

公孙穴： 在脚部大趾侧，位于第1跖骨基底部的前下缘，赤白肉际处。

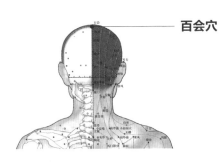

百会穴

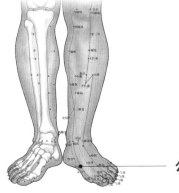

公孙穴

按摩方法

　　用吹风机或艾灸温热百会，或者刺激脚部的公孙穴，也有效果。

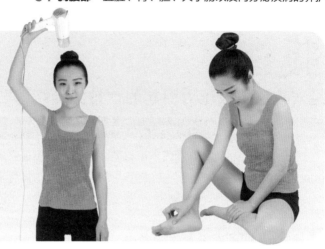

方法
3

摩腹法、热敷法

穴位位置

关元穴： 肚脐往下3寸处。
中极穴： 由关元穴再向下1寸。
气海穴： 位在肚脐下方1.5寸处。

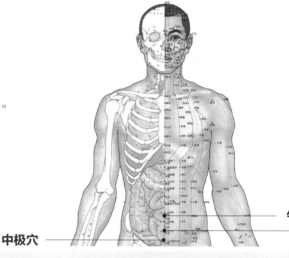

气海穴
关元穴

中极穴

按摩方法

1. 躺下后，采取仰卧姿势，寻找关元穴。

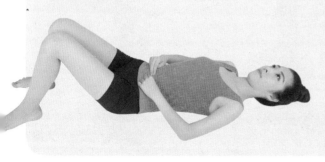

2. 闭目深呼吸，摩擦双手至热，将食、中指并拢，右手2指按在关元穴，左手2指按在中极穴上进行按摩。以顺时针及逆时针方向，各按摩100次。

　　天气寒冷时，可把热水袋放在关元穴、中极穴和气海穴上热敷，很快就会有疗效。

135

腹泻

经穴疗法主治压力引起的 "神经性腹泻"

临床表现

腹泻是因为水分在大肠内未被正常吸收所引起的症状。

原因可分为以下2类：

第1类：细菌感染

由于食物中毒等细菌感染所致，称为急性肠炎。除下痢外，还会引起发热、腹痛。对症下药：可用抗生素予以治疗。

第2类：精神压力

因为压力等精神上的打击，有的人会经常出现腹泻和便秘，有时也会形成出血性的过敏性肠症候群（注①），这是由于交感神经被迫陷入持续紧张状态，导致副交感神经功能低下，食物无法被消化，水分未被充分吸收，进而引发的症状。

注① 过敏性肠症候群

过敏性肠症候群即"肠躁症"，属于精神方面的疾病。若持续数月、数年交互出现腹泻和便秘，但检查却无异样时，可能就是"过敏性肠症候群"。

自我应对法

方法 1 按摩梁丘、天枢、大肠俞

穴位位置

梁丘穴： 位于大腿外下方，在膝盖骨外上角上方，2个拇指宽的凹陷处。

天枢穴： 位于腹部，在肚脐两侧约3指宽的位置。

大肠俞穴： 在背腰部，第4腰椎棘突下方，旁开1.5寸处。

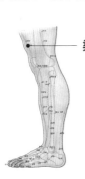
梁丘穴

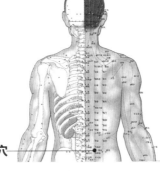
大肠俞穴

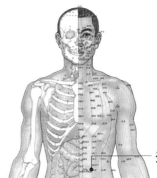
天枢穴

按摩方法

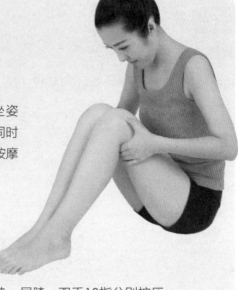

1. 先按压梁丘穴，按压时，采取坐姿势，使用双手拇指各按压穴位，同时将身体前倾，使力量集中在手臂，加压按摩穴位。

2. 压揉天枢穴，按压时采取仰卧姿势，屈膝，双手10指分别按压同侧穴位，一面小幅度揉搓，一面加压。

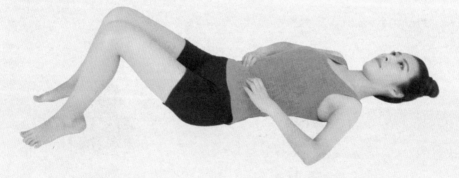

3. 按压大肠俞穴，按压时采取仰卧姿势，屈膝，握拳插入腰部下方，使用指根部的关节按压穴位，一面抬起头部，一面把体重负荷在拳头上，施压按摩。

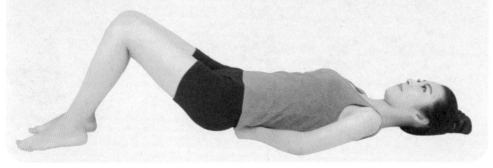

方法 2 温热内庭、按压昆仑

穴位位置

内庭穴： 位在足背部，第2、3趾缝的纹头处。

昆仑穴： 位于外脚踝的正后侧，在外踝骨与跟腱之间的凹陷处。

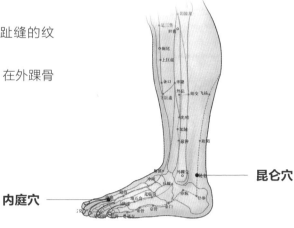

昆仑穴

内庭穴

按摩方法

1. 用吹风机温热内庭穴。

2. 用食指以垂直的角度按压昆仑穴，用力按压。

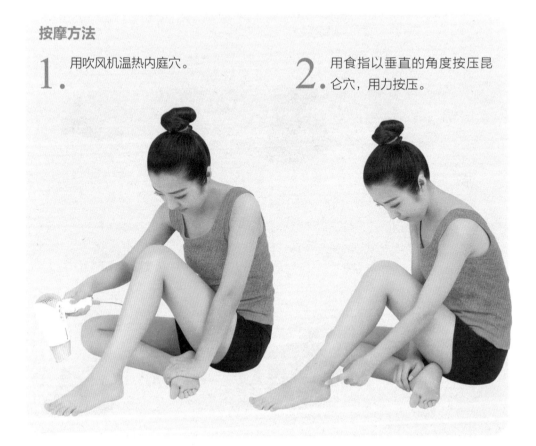

腹痛、食物中毒
腹痛是身体发出的危险讯号

常见原因

依急缓程度分类：从腹痛发病的急慢程度，可分为急性腹痛和慢性腹痛。

依疼痛类型分类：有隐痛、胀痛、烧灼痛、绞痛、钻顶般疼痛、刀割般疼痛。

▨ 原因1　外感及压力

各种原因都可能引起腹痛，最常见的是由于虚寒、疲劳、压力等引起的腹痛。

缓解对策 借由指压或按摩经穴，即可减轻症状。

▨ 原因2　食物中毒

会在肚脐周围产生疼痛，也可能引起下痢、发热。

缓解对策 立即送医接受紧急处理，及时排除有毒物质，并补给充足的水分。在治疗的同时，配合经穴疗法，也可有效减轻症状。

腹痛是一个危险的讯号，一旦有急性、剧烈、持续的腹痛发生，切忌单纯止痛，一定要及时到医院检查，排除穿孔、出血、梗塞等疾病，以免延误病情。

▨ 原因3　胀气

胀气是造成腹痛的常见原因之一，以下方法可帮助舒缓胀气的不适，进而减轻腹痛。

缓解对策 弯曲身体帮助排气。躺平后，膝关节弯曲，双手环抱住双脚，弯曲身体直到感觉腹部被压迫。也可在肚脐边涂上薄荷油，采顺时针方向轻轻按摩，能有助于消除腹部胀气。

自我应对法

方法 1 按摩陷谷、合谷、关元

❶ 穴位位置

陷谷穴： 在足背部，第2、3跖趾关节后方的凹陷处，即用手指从趾缝向足背移动时，手指会感到受阻而停住的位置。

合谷穴： 位于拇指和食指相连的虎口部位，靠近食指掌骨的一侧。当拇指和食指并拢时，凸起肌肉的高点处。

关元穴： 位于腹部，在肚脐下方4指宽的位置。

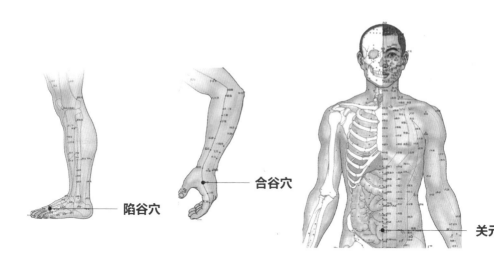

合谷穴

陷谷穴

关元穴

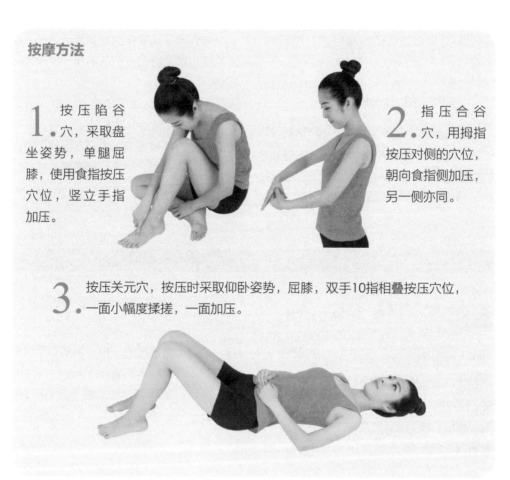

按摩方法

1. 按压陷谷穴，采取盘坐姿势，单腿屈膝，使用食指按压穴位，竖立手指加压。

2. 指压合谷穴，用拇指按压对侧的穴位，朝向食指侧加压，另一侧亦同。

3. 按压关元穴，按压时采取仰卧姿势，屈膝，双手10指相叠按压穴位，一面小幅度揉搓，一面加压。

按压肾俞、温热内庭

穴位位置

肾俞穴：位于第2腰椎棘突下方，距离脊椎2指宽的外侧，和肚脐同高。

内庭穴：位在足背部，第2、3趾缝的纹头处。

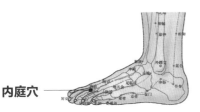

内庭穴 ————
肾俞穴

按摩方法

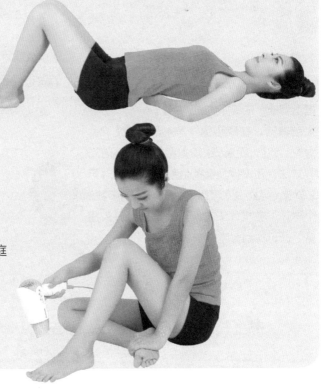

1. 采取卧姿，手握拳按压肾俞穴，一面大幅度旋转，一面揉搓。

2. 使用吹风机温热内庭穴，也有疗效。

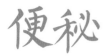

便秘

润肠通便，穴位按摩帮助缓解便秘

临床表现

一般3～5天未排便，即可称为便秘。但若几天排便一次，却依然排便顺畅，没有不适感也不算便秘。

而每日排便，却还有残便感、不易排出，或出现便血者，则可能潜伏着重大疾病，需要及早接受医师治疗。

便秘的形成原因

体质、饮食等因素是造成便秘的最大原因。除此之外，也有因腹肌力低下、肠蠕动功能不佳、粪便积存在直肠内导致的便秘。

缓解对策 维持规律正常的饮食习惯、多摄取高纤食物、进行适度的运动、培养固定时间如厕的习惯，都是有效改善便秘的方法。

自我应对法

 方法 1 **按摩大巨、大肠俞、太白**

穴位位置

大巨穴： 位于腹部，天枢穴（肚脐两侧3指宽度处）的下方约3指宽处。

大肠俞穴： 在背腰部，第4腰椎棘突下，旁开1.5寸，距离脊椎2指宽的外侧。简易取穴法：正常体型者的肚脐，一般正对第2腰椎，寻找该穴可以此为标准，向下数2个椎体，在椎体下方凹陷处，再旁开2指宽，即可找到大肠俞穴。

太白穴： 在足部大趾内侧，大脚趾根部关节后，隆起处后方的赤白肉际处。

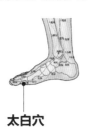

太白穴

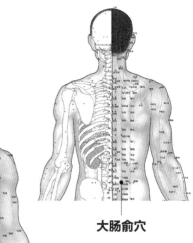

大肠俞穴

大巨穴

按摩方法

1. 首先揉搓大巨穴，按压时采取仰卧姿势，屈膝，使用拇指外的其他4指，各压左右穴位，进行大幅度的揉搓。

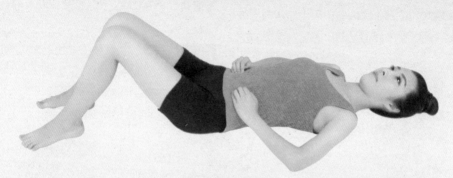

2. 按压大肠俞穴，按压时采取仰卧姿势，屈膝，握拳插入腰部下方，使用指根部的关节按压穴位，一面抬起头部，一面把体重负荷在拳头上加压。

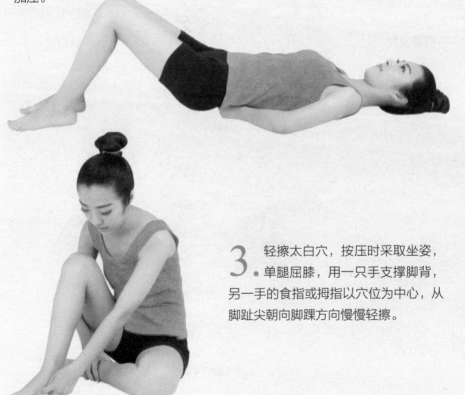

3. 轻擦太白穴，按压时采取坐姿，单腿屈膝，用一只手支撑脚背，另一手的食指或拇指以穴位为中心，从脚趾尖朝向脚踝方向慢慢轻擦。

方法 2 指压阴陵泉、天枢、支沟

穴位位置

阴陵泉穴： 位在小腿内侧，用手指从内脚踝往上，朝胫骨内侧滑动时，感觉膝盖下方的大骨头之处，胫骨内侧髁后下缘凹陷处。

天枢穴： 位于腹部，肚脐两侧约3指宽的位置。

支沟穴： 在手背腕横纹正中线上3寸之处。

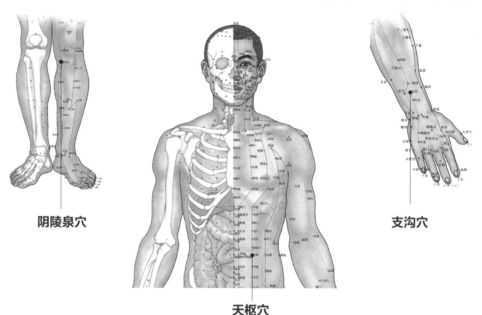

阴陵泉穴

天枢穴

支沟穴

按摩方法

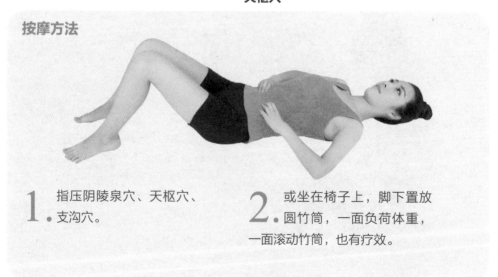

1. 指压阴陵泉穴、天枢穴、支沟穴。

2. 或坐在椅子上，脚下置放圆竹筒，一面负荷体重，一面滚动竹筒，也有疗效。

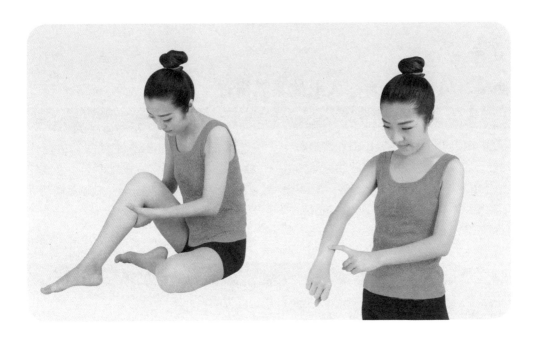

好习惯有助舒缓便秘

每天快走30分钟，可舒缓自主神经，帮助肠道蠕动。记得运动前30分钟，先喝一些开水。

便秘期间一旦有便意，切勿用力过度，以免造成肛裂、痔疮等问题。

除非医师建议，否则不宜到药房购买通便剂擅自服用，避免养成药物的依赖性。

预防便秘4妙招

晨起喝温开水：每天早晨起床后喝一杯温开水，或加入少量盐，略有咸味的白开水可增加消化道水分，有助于排便。

养成排便习惯：养成规律排便的习惯。每天晨起或早餐后，或睡觉前按时排便，不管有无便意，都要按时去上厕所。长期下来，便会养成按时排便的好习惯。

多吃蔬果：平时多吃富含膳食纤维的蔬菜（韭菜、芹菜、菠菜等）和新鲜水果。鼓励银发族适量喝水，或饮用蜂蜜水，多吃黑枣、芝麻和胡桃等，这些食物都有润肠通便的功效。

持续运动：运动能改善胃肠蠕动；多做提肛运动，能提高腹部和会阴部肌肉的肌力，进而有利保持银发族大便通畅。

帮助排便的特效食物

❶ 梅子　　　❹ 蜂蜜水

❷ 决明子茶　❺ 黑枣汁

❸ 香蕉奶茶

痔疮

便秘、孕产、饮酒、久坐是罪魁祸首

临床表现

症状 排便时，会疼痛或出血；严重时，可能导致贫血、心悸或呼吸急促。

原因 虽然有些痔疮是体质所致，但通常是因为便秘、怀孕、分娩、饮酒，或久坐，使肛门周围瘀血，进而形成痔疮。

缓解对策 通常只要多注意日常生活饮食，让排便顺畅，并在排便后，清洁肛门，再局部涂抹一些药膏，症状多能获得改善。

自我应对法

方法 1 按摩百会、孔最、长强

穴位位置

百会穴： 位于从两眉之间引至头部的中线，与两耳尖连线的交点处。

孔最穴： 位于前臂，当弯曲手肘时，可触及1根大筋，在筋外侧（大指侧）的凹陷，向手腕方向大约7寸处。

长强穴： 位于臀部，在尾骨尖端的正下方与肛门连线的中点处。

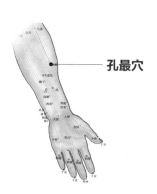

孔最穴

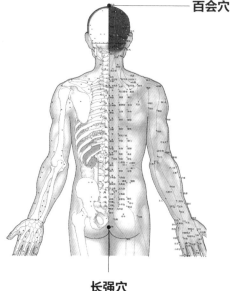

百会穴

长强穴

按摩方法

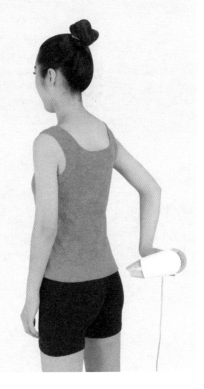

1. 先指压百会穴，按压时双手食指交叠，按压经穴，然后张开手肘，进行加压。

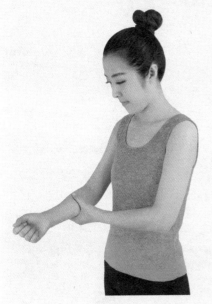

2. 按压孔最穴，伸直手肘，使用一手拇指按压穴位，以抬高手肘的方式进行指压。

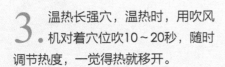

3. 温热长强穴，温热时，用吹风机对着穴位吹10～20秒，随时调节热度，一觉得热就移开。

注意事项：
由于长强穴不易温热操作，故以两人配合操作为宜。

方法 2 按压会阳、承山

穴位位置

会阳穴：位在骶部，尾骨端旁开0.5寸处。

承山穴：位在小腿后正中，委中穴和昆仑穴之间，当伸直小腿或脚跟上提时，腓肠肌肌腹下出现的尖角凹陷处。

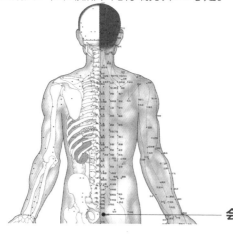

会阳穴

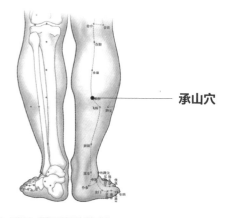

承山穴

按摩方法

1. 双手手指同时按压双侧会阳穴。

2. 用拇指外的其余 4 指，按压承山穴，边前倾身体边指压穴位，效果相当。

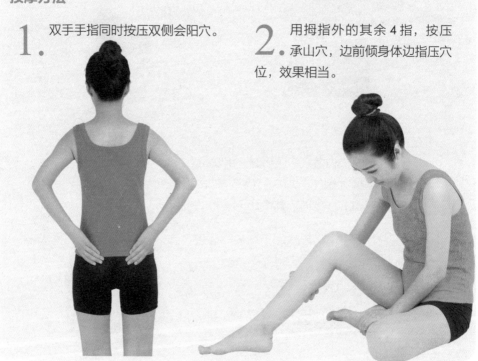

糖尿病

按摩、心理、饮食治疗三部曲

临床表现

糖尿病可分为1型糖尿病、2型糖尿病和妊娠糖尿病。

1型糖尿病 多发生于青少年，主要是因身体内的胰岛素（注①）分泌不足所致，必须依赖长期注射胰岛素维持生命。

2型糖尿病 多见于30岁以后的中、老年人，这类病患体内胰岛素的分泌量并不低，甚或还有偏高的可能，究其病因，主要是因机体对胰岛素不敏感（即胰岛素抵抗）。

妊娠糖尿病：发生原因也是由于胰岛素抵抗，但这种情况多与妊娠期分泌激素的变化有关，通常在分娩后可自愈。

注① 胰岛素

胰岛素主要功能在于帮助养分进入身体组织细胞，提供细胞正常运作所需要的能量。其作用就像门锁，打开通道让葡萄糖能顺利进入细胞。

方法 1 **按摩大巨、肾俞、意舍**

穴位位置

大巨穴： 位于腹部，天枢穴（肚脐两侧3指宽处）下方，约3指宽处。

肾俞穴： 在背腰部，第2腰椎棘突下方，距离脊椎2指宽的外侧，和肚脐同高（肚脐正对第2腰椎）。

意舍穴： 位于背部，在第11胸椎棘突下旁开3寸（约4指宽）处。

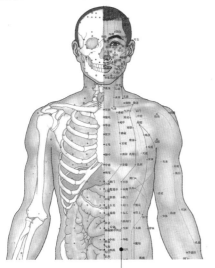

大巨穴

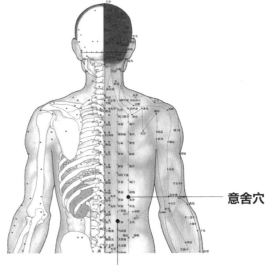

意舍穴

肾俞穴

按摩方法

1. 先指压大巨穴，按压时采取仰卧姿势，屈膝，使用拇指外的其他4指，各按压左右经穴，一面大力吸气，一面挺起腹部进行指压。

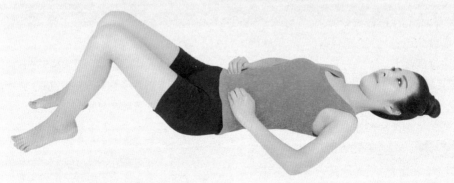

2. 按压肾俞穴，按压时采取仰卧姿势，将双手握拳，拳心向下置于穴位处，用身体的重量刺激穴位，进行加压。

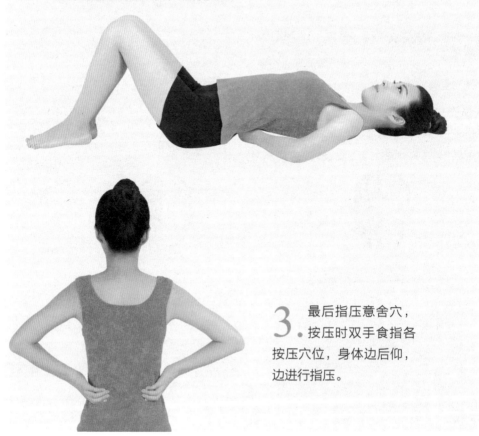

3. 最后指压意舍穴，按压时双手食指各按压穴位，身体边后仰，边进行指压。

搓揉涌泉、温灸百会

穴位位置

涌泉穴： 位在整个脚掌的上1／3处，脚底中央稍微前方的位置，弯曲脚趾时，产生的凹陷处中央。

百会穴： 位于从两眉之间引至头部的中线，与两耳尖连线的交点处。

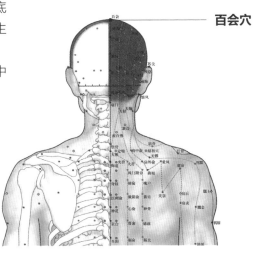

百会穴

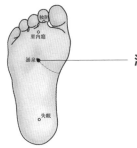

涌泉穴

按摩方法

1. 首先用食指关节搓揉涌泉穴。

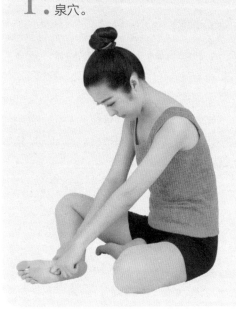

2. 温灸百会穴，也有相当的疗效。

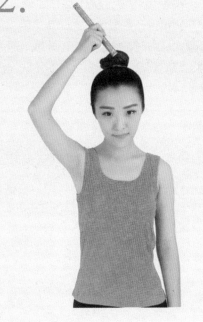

心理治疗糖尿病

很多人认为糖尿病的治疗，主要通过饮食、运动和药物治疗三管齐下。其实心理治疗对糖尿病的控制也非常重要。

心理调节

乐观稳定的情绪，有利于维持患者体内脏器的稳定，而焦虑的情绪会引起某些腺体，如肾上腺素、去甲肾上腺素、肾上腺皮质激素，以及胰高血糖素（升血糖素）的分泌，进而对抗胰岛素，引起血糖升高，使病情加重。

患者应以积极的态度面对疾病，并在医师指导下发挥自主性，学习防治糖尿病知识，透过尿糖（注②）和血糖（注③）的监测，找出影响病情的有利和不利因素，保持坚强的信心和毅力，认真治疗不慌张，同时注意合理的饮食、适度的运动，劳逸结合。

正确使用药物，使体重、血糖、尿糖、血脂维持在合理水平。遇到感染、手术、较大压力时，要及时正确处理。通过心理治疗的配合，达到有效控制和防治糖尿病的目的。

注② 尿糖

当血中糖分超过180mg/dl左右时，葡萄糖就会经由肾脏，排到尿中，造成尿中有糖分出现。

注③ 血糖

血糖是指血液中的葡萄糖。消化后的葡萄糖，由小肠进入血液，并被运送到机体中的各个细胞，是细胞的主要能量来源。

饮食治疗

民以食为天，人不一定每天都运动，但肯定每天都要吃饭。而饮食对糖尿病又有直接的影响，因此控制饮食，对治疗糖尿病十分重要。

中医观点

中医认为，消渴多因嗜酒厚味，损伤脾胃，脾胃运化失职，消谷耗津，纵欲伤阴而致阴虚燥热，发为本病。

如中医经典《黄帝内经》说："此肥美之所发也，此人必素食甘美而多肥也，肥者令人内热，甘者令人中满，故其气上溢转为消渴。"

《景岳全书》也提到："消渴病，其为病之肇端，皆膏粱肥甘之变，酒色劳伤之过，皆富贵人病之，而贫贱者少有也。"指出肥胖、生活富裕者多患此病，这与现代医学认识糖尿病的病因一致。

治疗基础

血糖的高低和胰岛素的分泌、饮食的多寡与种类密切相关，因而饮食疗法是各型糖尿病治疗的基础，无论何种类型的糖尿病，病情轻重，或有无并发症、采用何种药物治疗，都应该严格进行和长期持续饮食控制。

痛风
三多三少，防治代谢性疾病

临床表现

痛风是一种与生活密切相关的代谢性疾病。由于血液中的尿酸浓度过高，形成尿酸结晶（注①）沉积在组织中。这种结晶沉积在关节，就会引起关节炎，沉积在肾脏就会导致肾结石。最常见的急性痛风性关节炎，大多发生在下肢小关节，特别是脚的第1趾根部关节，且常在夜间突然发病，患处关节局部出现红肿、剧烈疼痛，对温度、触摸、震动极为敏感，有时甚至会疼痛到无法步行。

体质性因素、疲劳过度，或饮食不当，均与痛风的发作有极密切的关系。

体质因素 身体具有易积存尿酸的体质，其尿酸值经常高过正常值。

疲劳过度 会使新陈代谢失衡，妨碍尿酸代谢，成为痛风的诱因。

饮食不当 摄取过多肉类及脂肪的饮食习惯，也会增加体内尿酸，引发痛风。

注① 尿酸结晶

为尿酸的结晶体在身体的沉积物，其形成和肝热密切相关。肝热者，小便黄而味重，则尿液中的尿酸晶比例特别高。

自我应对法

方法 1 按摩太白、命门、水泉

穴位位置

太白穴： 位于脚内侧缘，足大趾本节（第1跖骨关节）后下方，赤白肉际处的凹陷中。

水泉穴： 在脚内侧，内踝后下方，跟骨结节的内侧凹陷处。

命门穴： 位在腰部后正中线上，第2腰椎棘突下凹陷中。简易取穴法：正常体型者，肚脐正对的背部，即为第2腰椎，在其下方的凹陷处，即为命门穴。

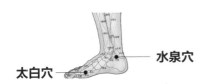

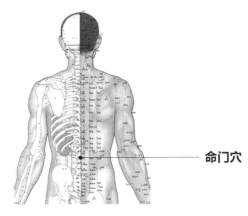

命门穴

按摩方法

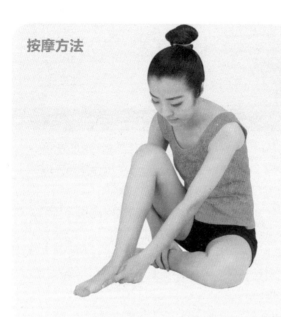

1. 指压太白穴，按压时，采取坐姿，单腿屈膝，用一手手掌扳起脚趾，另一手食指按压穴位。

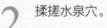

2. 揉搓水泉穴。

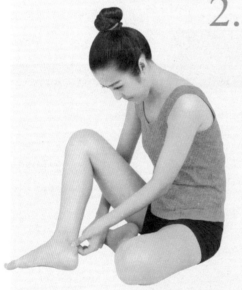

3. 最后温热命门穴，温热时，用吹风机对着穴位吹10～20秒，调节热度，一觉得过热就拿开。

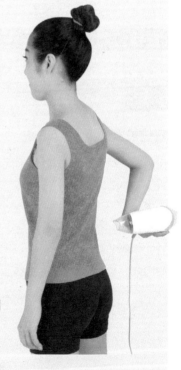

方法
2 **按压解溪**

穴位位置

解溪穴： 位于足背与小腿交界处的横纹中央凹陷处。

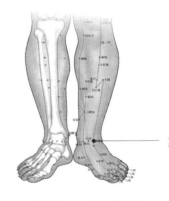

解溪穴

按摩方法

手法：使用手指按压解溪穴，也可缓解疼痛。

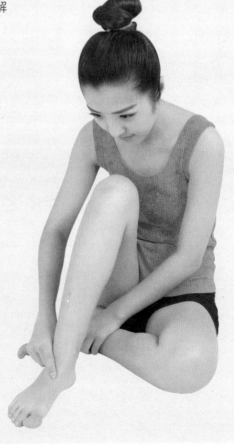

痛风的预防

一旦诊断罹患痛风，肉、鱼、海鲜都在限食之列。辛辣、刺激的食物也不宜多吃，还应戒酒。在饮食上，主要应做到"三多三少"。

痛风饮食"三多三少"

多喝水，少喝汤。尿酸偏高者和痛风患者要多喝白开水，少喝肉汤、鱼汤、鸡汤、火锅汤等。白开水的渗透压，最有利于溶解体内各种有害物质。多喝白开水，可稀释尿酸，加速排泄，使尿酸值下降。而汤中含有大量嘌呤成分，喝后不但不能稀释尿酸，反而导致尿酸增高。

多吃碱性食物，少吃酸性食物。痛风患者本身嘌呤代谢紊乱、尿酸异常，如果进食过多酸性食品，会加重病情，不利于康复。而多吃碱性食物，则能帮助补充钾、钠、氯等离子，维持体内酸碱平衡。忌食如酵母、浓缩肉汁、肉脯、沙丁鱼、凤尾鱼、动物内脏等食物，切忌喝啤酒。宜吃葡萄、橘子、山楂、西红柿、苹果、咖啡、茶、奶、蛋、海藻类等低嘌呤、偏碱性食物。

多蔬菜，少油腻。多吃蔬菜，有利减少嘌呤摄取量，增加维生素C、膳食纤维。少吃油腻食物有利于控制热量摄取，限制体重、减肥降脂。

痛风与糖尿病皆属终生疾病，无法根治。关键是自己要控制饮食，做到饮食清淡、低脂低糖、多喝水，以利于体内尿酸排泄。男性尤其要少喝酒，荤腥不要过量。

为何吃火锅会提高痛风的发病率？

常吃火锅，会提高痛风发病率。根据统计，经常饮酒应酬族群中，痛风发病者占30%，常吃火锅者发病率也高。这是因为火锅料，主要是动物内脏、虾、贝类、海鲜等，再喝啤酒，自然是火上浇油。

调查显示，吃一次火锅，比一顿正餐摄取嘌呤高出10倍，甚至数十倍；一瓶啤酒可使尿酸升高1倍；而高血压患者罹患痛风的可能性，则增加10倍。

为何男性易患痛风？

痛风在任何年龄、任何族群都会发生，但最常发生在40岁以上的中年男子，劳心者、肥胖者发病率也较高。

痛风为什么偏爱男性呢？因为女性体内的女性激素能促进尿酸排泄，并有抑制关节炎发作的功效。而男性应酬场合多、常喝酒，喜食富含嘌呤（注[2]）、蛋白质的食物，使体内尿酸增加，排出减少。

注[2] 嘌呤

为新陈代谢过程中的一种代谢物质。它是一种带有4个氮原子的杂环芳香有机化合物，可以来自身体自行合成、身体组织的分解，以及富含核蛋白的食物。

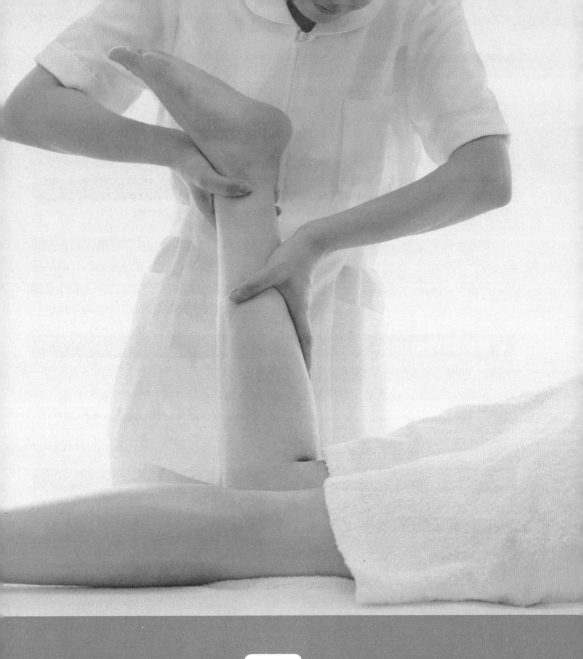

05

腿、腰部

远离腰痛、膝关节痛、大小腿痉挛

腰扭伤

受伤后立即俯卧，保持腰椎正常位置

常见原因

原因1：抬重物

常发生在抬重物，或前倾上身时，突然感到一阵剧烈的疼痛，长时间不能缓解，严重者，甚至不能恢复正常姿势。

原因2：姿势不良

因工作或运动姿势不正确引起。银发族在摔倒或臀部跌落着地的刹那，也可能造成扭伤。腰部扭伤时的疼痛，主要由于腰腹痉挛腰椎移位或变形，压迫神经所致。

紧急缓解对策

步骤a： 发生腰部扭伤时，要立即俯卧，可在腹部放置坐垫，使腰椎保持正常生理位置。

步骤b： 用毛巾热敷，或用吹风机吹约

10～15分钟。

处理之后，若扭伤情形仍然严重，宜用带子或布条牢牢固定腰部，即刻就医。

自我应对法

方法
1

按摩昆仑、大巨、委中、肾俞

穴位位置

昆仑穴： 位在外脚踝的正后侧，外踝骨与跟腱之间的凹陷处。

大巨穴： 在腹部，肚脐两侧3指宽处的天枢穴下方，约3指宽处。

委中穴： 位在膝关节后侧的横纹中点。

肾俞穴： 位在腰背部，第2腰椎棘突下方，距离脊椎2指宽的外侧，平肚脐。

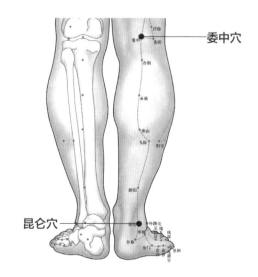

委中穴

昆仑穴

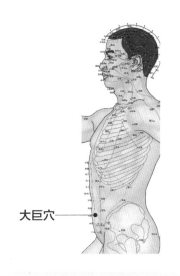
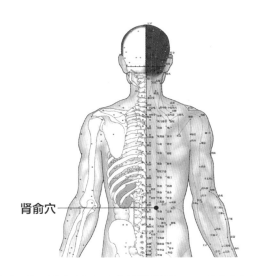

大巨穴

肾俞穴

按摩方法

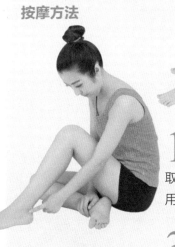

1. 首先按压昆仑穴，按压时采取坐姿，单腿屈膝，用拇指按压穴位。

2. 揉搓大巨穴，按压时，采取仰卧姿势，屈膝，使用拇指以外的其他4指，各按压左右穴位，进行大幅度的揉搓。

3. 以两手指尖，分别点按两腿上的委中穴，点按1~2分钟，直至部位出现酸、麻、胀的感觉。

4. 最后按压肾俞穴，按压时，采取仰卧姿势，屈膝，握拳插入腰部下方，使用指根部的关节抵住穴位，一面抬起头部，一面把体重负荷在拳头上加压。

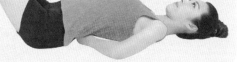

方法 2 指压然谷、三间、人中

穴位位置

然谷穴： 位于足内侧缘，在足舟骨粗隆的下方，赤白肉际处。

三间穴： 在手背，第2掌骨小头桡侧后凹陷中，即在食指的掌指关节后方，靠近大拇指侧的凹陷处。

人中穴： 位在人中沟的上1/3与中1/3交界处。

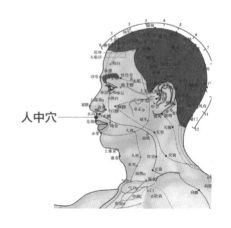

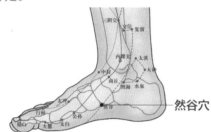

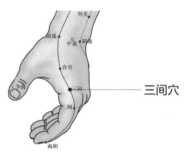

按摩方法

手法：指压然谷穴、三间穴，以及用力掐人中穴。

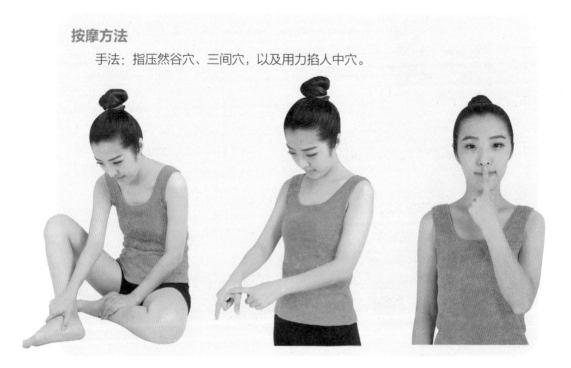

腰痛（含腰椎病）

姿势不良、机体老化，导致腰痛

常见原因

腰痛的主要原因来自姿势不良。姿势不良会给颈、肩、腰部带来很大的负担，特别是腰部，因为支撑着上半身，承受的负担更大。

姿势不良引起脊椎变形、脊椎之间窄化，进而压迫神经，产生疼痛、麻痹，或肌力衰退等症状。

银发族常见的腰痛，称为"退行性腰椎病"。这是因为机体老化，腹部肌力降低、腰椎移位无法复原，导致腰椎变形，逐渐发展造成腰部以下的疼痛或麻痹。

方法 1　**按摩志室、天枢、承山**

穴位位置

志室穴： 位在背部，第2腰椎棘突下方，距离脊椎4指宽的外侧，平肚脐。

天枢穴： 位在腹部，肚脐两侧约3指宽的位置。

承山穴： 位在小腿后侧，腓肠肌分叉成人字形的凹陷处中央，也是腘窝横纹中点，与脚踝连接点的中央处。

哑门穴： 位在后发际，正中直上0.5寸处。

然谷穴： 位在足内侧缘，足舟骨粗隆下方，赤白肉际处。

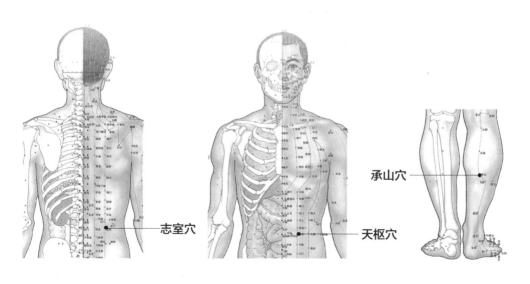

志室穴

承山穴

天枢穴

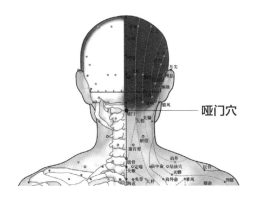

哑门穴

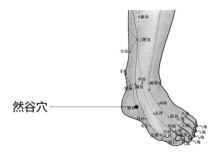

然谷穴

按摩方法

1. 首先按压志室穴，按压时双手拇指各按压穴位，身体侧弯，以加压弯曲侧的穴位，另一侧同法进行。

2. 压揉天枢穴，按压时采取仰卧姿势，屈膝，双手10指按压穴位，一面小幅度揉搓，一面加压。

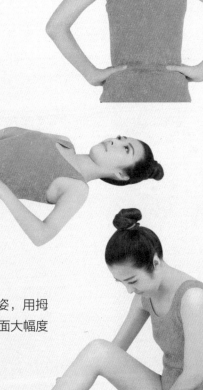

3. 最后按压承山穴，按压时采取坐姿，用拇指外的其余4指相叠按压穴位，一面大幅度搓揉，一面加压，另一侧同法进行。

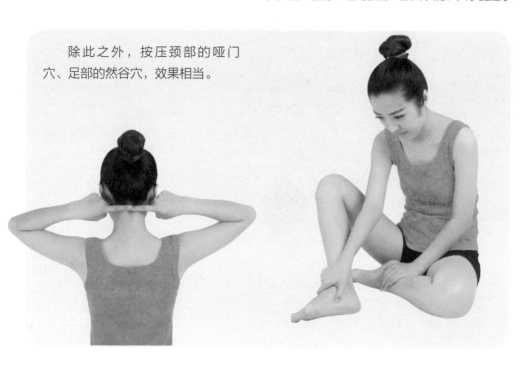

除此之外，按压颈部的哑门穴、足部的然谷穴，效果相当。

方法
2

局部按摩

穴位位置

人中穴： 位在人中沟的上1/3与中1/3交界处。

委中穴： 位在膝关节后侧的横纹中点。

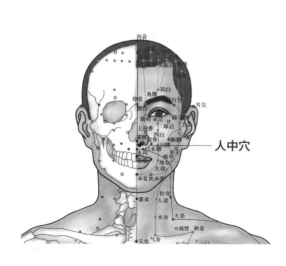

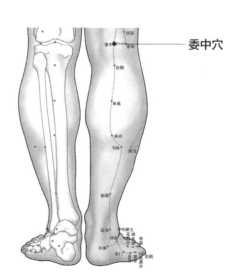

按摩方法

1. 两手5指并拢，分别放在左右后腰椎部，掌心向内，上下缓慢揉搓，至发热为止。

2. 两手对搓发热后，重叠放于腰椎正中，由上而下推搓30~50次，至局部发热。

3. 两手叉腰，拇指分别按于腰眼处，用力挤压，并旋转揉按，先顺时针，后逆时针各36圈。

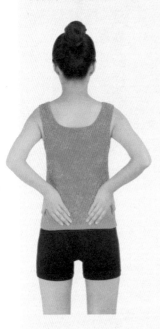
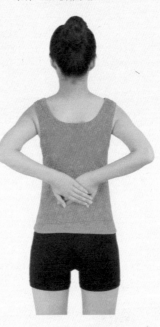
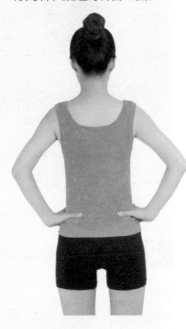

4. 用左手或右手食指尖，按揉人中穴1~2分钟。

5. 最后以两手指尖，分别点按两腿上的委中穴，点按1~2分钟，直至部位出现酸、麻、胀的感觉。

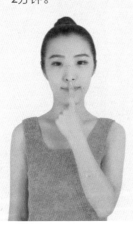
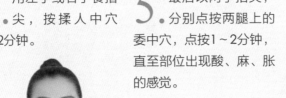
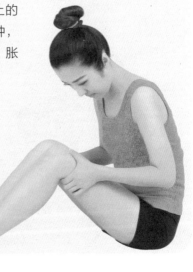

坐骨神经痛
辨证施治，依病询医

常见原因

坐骨神经痛有时和腰痛相互连贯，一旦腰椎发生病变，腰部就会疼痛。如果腰椎骶部有问题，也可能引起坐骨神经痛。

所谓坐骨神经痛，是指从尾骨斜上方到大腿、膝后侧，以及小腿及足部等的疼痛。和腰痛相同，也是由于姿势不良、体质虚弱、疲劳、老化等原因造成，使下部腰骶椎变形、移位，引发症状。

也有部分坐骨神经痛，和腰部没有太大关联，症状多只表现为臀部及臀部以下酸痛，严重时，也会出现膝盖或膝盖以下有麻木感。

糖尿病有时也会引起两脚疼痛，这是一种神经炎。在这种情况下，需要到内分泌代谢科针对糖尿病进行治疗。

自我应对法

方法 1 按摩大肠俞、殷门、委中

穴位位置

大肠俞穴：位在后腰部，第4腰椎棘突下方，距离脊椎2指宽的外侧。

殷门穴：位在大腿后侧的正中央，从臀部下方的横纹中央，到腘窝横纹中央连接线的中点。

委中穴：位在膝关节后，腘窝的中央。

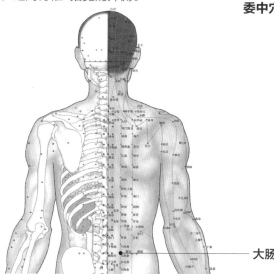

大肠俞

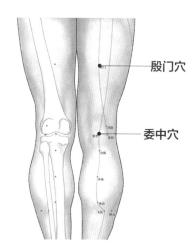

殷门穴

委中穴

按摩方法

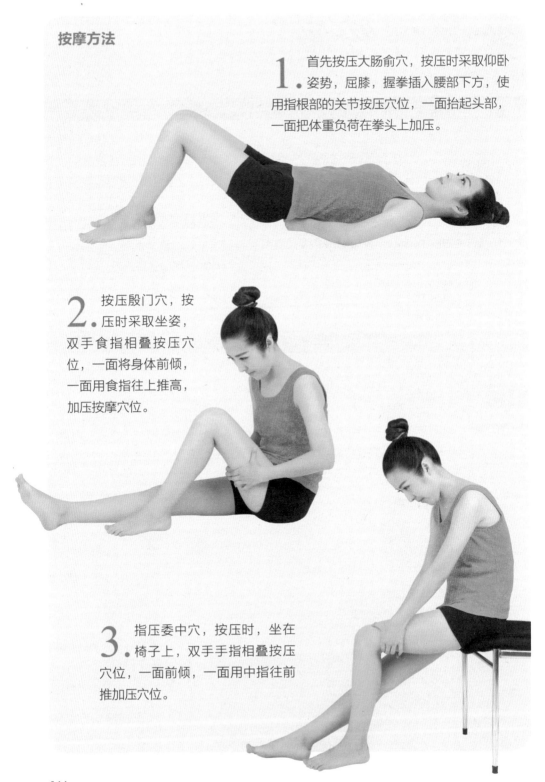

1. 首先按压大肠俞穴，按压时采取仰卧姿势，屈膝，握拳插入腰部下方，使用指根部的关节按压穴位，一面抬起头部，一面把体重负荷在拳头上加压。

2. 按压殷门穴，按压时采取坐姿，双手食指相叠按压穴位，一面将身体前倾，一面用食指往上推高，加压按摩穴位。

3. 指压委中穴，按压时，坐在椅子上，双手手指相叠按压穴位，一面前倾，一面用中指往前推加压穴位。

方法 2 压揉承山、志室、大巨

穴位位置

承山穴: 位在小腿后侧,腓肠肌分叉成人字形的凹陷处中央,也是腘窝横纹中点,与脚踝连接点的中央处。

志室穴: 位在背部,第2腰椎棘突下方,距离脊椎4指宽的外侧,平肚脐。

大巨穴: 位于腹部,肚脐两侧3指宽处的天枢穴下方,约3指宽处。

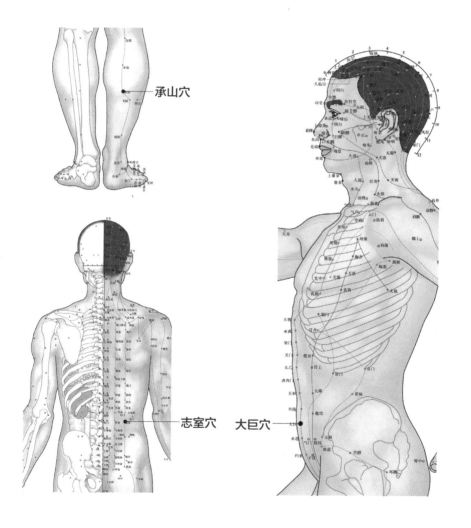

承山穴

志室穴

大巨穴

按摩方法

　　分别用适当的力度按摩承山、志室，以及大巨穴。

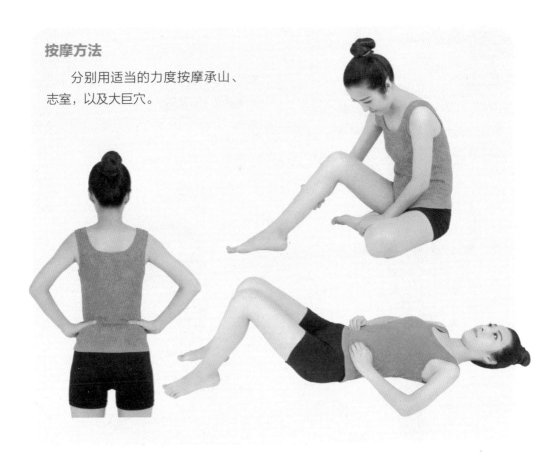

方法 **3** **局部按摩（他助法）**

　　由于发病的部位在身体后侧，自己不方便施力按摩，可请他人用以下的方法辅助。

步骤a： 患者俯卧，用手掌从腰部到臀部，来回按摩1～2分钟，节奏逐渐加快，使之有发热感后，两手掌同时按擦腰臀部。

步骤b： 手握空心拳，拍打患者腰臀疼痛部位，适度用力，以患者稍感酸痛为原则，拍打要有节奏，持续拍打2～3分钟。

功效： 活血散寒、止痛。

舒缓坐骨神经痛的妙招

　　在坐位前方摆个矮凳，坐着时，将双腿搁在凳子上，可减缓背部的压力。

　　平躺时，可在膝关节后侧，置放枕头或棉被，使膝关节稍弯曲，以减缓疼痛。

　　疼痛感加剧或病情较重者，可穿上束腰或背架保护腰部。但切勿长期穿着，以免肌肉萎缩。

急性损伤引起的膝关节痛

先冰敷，再就医

常见原因

在运动之际或工作中，有时会突然出现膝关节疼痛。像这类急性疼痛，被认为是膝关节的软骨、半月板损伤，侧副韧带断裂，前十字、后十字韧带的障碍等因素所引起。

尤其是田径选手等运动员，更容易因过度使用膝盖，而引起韧带受损；一旦受伤后，就不易治愈。

银发族的情况，则大多因摔倒、撞击，在受伤情况下引发膝关节疼痛。

缓解对策 先冰敷再就医。当急性损伤出现疼痛症状时，首先应冰敷，并以弹性绷带，或护膝加以固定，保持安静，防止更大的损伤。在进行紧急处理后，应尽快就医，以免造成永久性伤害。

自我应对法

方法 1 按摩血海、梁丘、解溪、犊鼻

穴位位置

血海穴： 位于大腿内侧近膝盖处，在膝盖骨内上角上方，2.5个拇指宽的凹陷之处。

梁丘穴： 位于大腿外侧近膝盖处，在膝盖骨外上角上方，约2个拇指宽的凹陷之处。

解溪穴： 在足背踝关节横纹中央，通常是系鞋带处，在两条肌腱之间的凹陷中。

犊鼻穴： 位于膝盖外侧，髌骨下缘，髌韧带外侧的凹陷中。

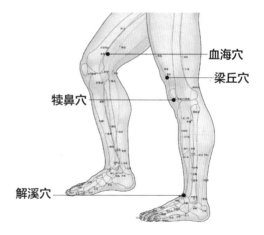

血海穴
梁丘穴
犊鼻穴
解溪穴

按摩方法

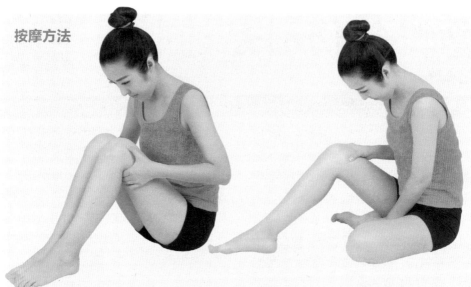

1. 首先按压血海穴、梁丘穴。按压时，采取盘坐姿势，单腿屈膝，使用双手拇指各按压血海穴、梁丘穴。另一侧同法。

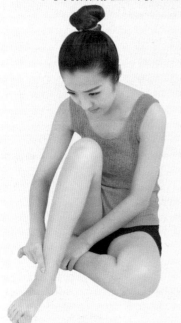

2. 压揉解溪穴，按压时采取端坐，单腿屈膝，双手拇指相叠按压穴位，张开手肘，边负荷体重边前倾，同时进行压揉。

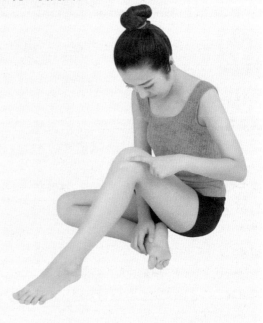

3. 最后指压犊鼻穴，按压时采取盘坐姿势，单腿屈膝，用拇指或双手拇指相叠按压穴位，边负荷体重边指压。

方法 2 **按压大肠俞、承筋穴**

穴位位置

大肠俞穴： 位在背部，第4腰椎棘突下方，距离脊椎2指宽的外侧。

承筋穴： 位在小腿后侧，肌肉隆起的最高处。

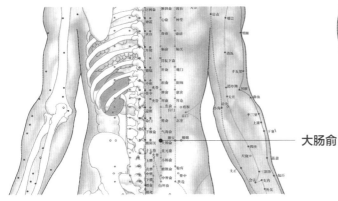

大肠俞

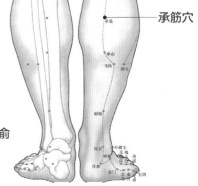

承筋穴

按摩方法

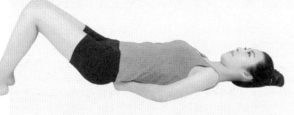

1. 仰卧、握拳加压大肠俞穴。也可以坐在有靠背的椅子上，用椅背顶住手，加压按摩穴位。

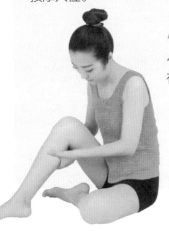

2. 或使用拇指搓揉承筋穴，也有疗效。

膝关节疼痛时，适合补充哪些营养素？

维生素C：有效增强身体的抗氧化能力、清除自由基，避免自由基损害关节。

维生素E：优越的抗氧化剂，能帮助身体对抗老化，改善膝关节的活动能力。

铜：可以帮助身体内部的铁质转化为制造血红素的必需物质，还有助于骨头与神经的健康。

软骨素：负责保持关节与皮肤的保水性。

胶原蛋白：能强壮骨骼。

炎症引发膝关节痛

体操强化肌力，按摩放松肌肉

常见原因

　　慢性膝关节疼痛有可能是退行性膝关节炎（注①）。生成原因和腰痛等疾病，有很密切的关系。

　　长期姿势不良时，双腿前侧的股四头肌衰弱、大腿后侧的肌肉僵硬、膝盖弯曲。导致关节承受过大的压力，软骨受压迫变形，膝关节间隙消失造成内部压力升高，进而产生疼痛感。

　　此外，老化、大腿肌肉衰弱形成O形腿、膝关节的内侧软骨变形，也会产生膝盖疼痛的症状。

缓解对策 强化肌力、做体操

　　为减轻退行性膝关节炎的症状，需要强化大腿前侧（股四头肌）的肌力，同时进行后侧肌肉（后腿腱）的伸展体操为重点。

注① 退行性膝关节炎

　　退行性膝关节炎又称为骨关节炎，长期承受重力下，关节软骨退化，关节变形、失去弹性，进而发生关节疼痛、肿胀、僵硬等情形。

自我应对法

方法 1 按摩内外膝眼、委中、曲泉

穴位位置

内、外膝眼穴：位在膝盖骨下方，韧带两侧的凹陷之处。

委中穴：在腿后侧，膝关节后方腘窝的中央。

曲泉穴：膝关节的内侧中央凹陷处，屈膝时，膝内侧横纹头上方的凹陷中。

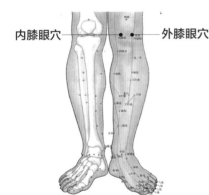

内膝眼穴　　　外膝眼穴　　　委中穴

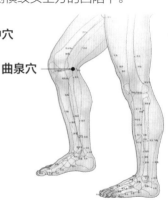

曲泉穴

按摩方法

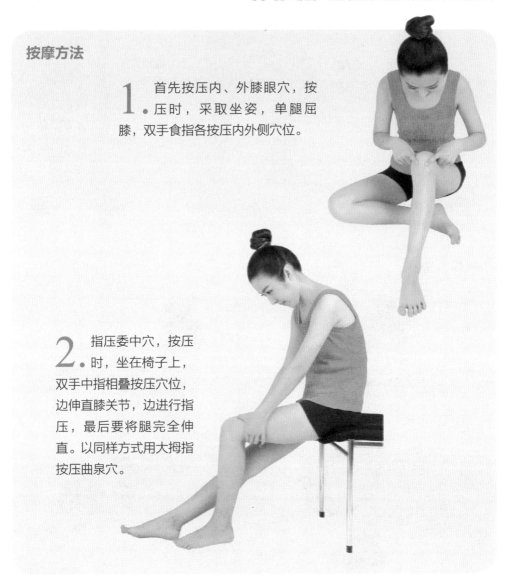

1. 首先按压内、外膝眼穴，按压时，采取坐姿，单腿屈膝，双手食指各按压内外侧穴位。

2. 指压委中穴，按压时，坐在椅子上，双手中指相叠按压穴位，边伸直膝关节，边进行指压，最后要将腿完全伸直。以同样方式用大拇指按压曲泉穴。

方法 2 **按压承筋、血海、梁丘、鹤顶**

穴位位置

承筋穴： 位在小腿后侧，肌肉隆起的最高处。

血海穴： 位在大腿内侧靠近膝盖处，在膝盖骨内侧上角上方，2.5个拇指宽的凹陷之中。

梁丘穴： 位在大腿外侧近膝盖处，在膝盖骨外上角上方，2个拇指宽的凹陷处。

鹤顶穴： 位在膝关节上部，髌骨上缘正中的凹陷处。

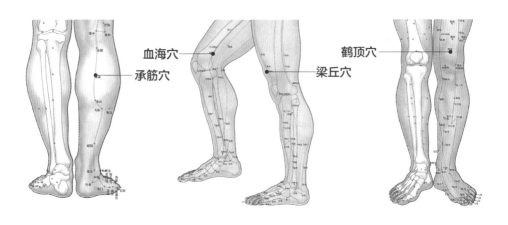

血海穴
承筋穴
鹤顶穴
梁丘穴

按摩方法

1. 按压承筋、血海、梁丘，以及鹤顶等穴位，进行大幅度的旋转揉搓。

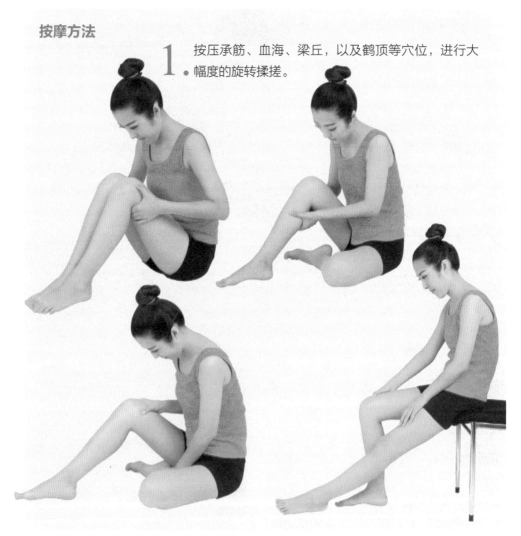

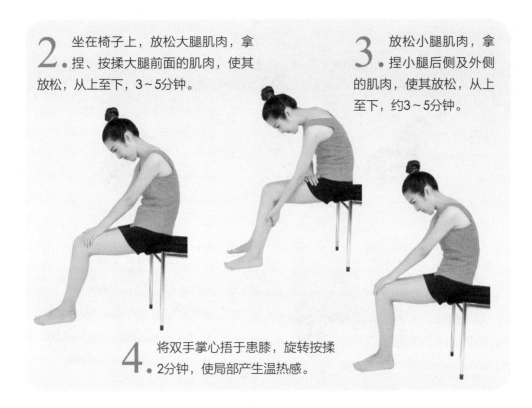

2. 坐在椅子上，放松大腿肌肉，拿捏、按揉大腿前面的肌肉，使其放松，从上至下，3～5分钟。

3. 放松小腿肌肉，拿捏小腿后侧及外侧的肌肉，使其放松，从上至下，约3～5分钟。

4. 将双手掌心捂于患膝，旋转按揉2分钟，使局部产生温热感。

方法 3 借助工具法：使用刮痧板、角梳

穴位位置

血海穴： 位在大腿内侧靠近膝盖处，在膝盖骨内侧上角上方，2.5个拇指宽的凹陷之中。

梁丘穴： 位在大腿外侧接近膝盖处，在膝盖骨外上角的上方，2个拇指宽的凹陷之处。

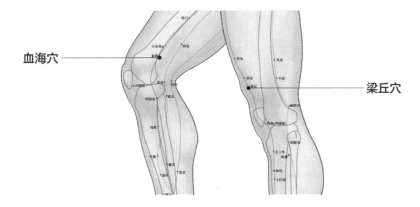

血海穴

梁丘穴

按摩方法

做法：使用刮痧板或角梳的背面，从上至下，刮按放松血海穴和梁丘穴两段肌肉，以及小腿后侧肌群，对改善膝关节炎和疼痛，有明显的效果。

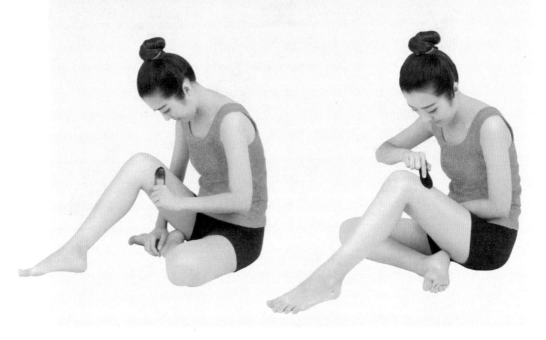

膝关节保健妙招

股四头肌的静力收缩运动

做法：采取坐姿，将大腿的肌肉绷紧，持续数秒钟后放松，一紧一松。时间（次数）：每次练习5~10分钟，每日2~3次。

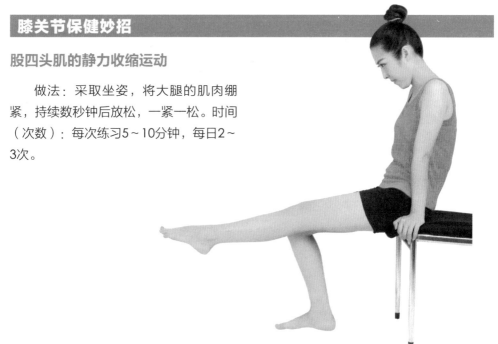

踩空中脚踏车

做法：采取仰卧姿势，两腿在空中做蹬车动作，模拟踩脚踏车，提高肌肉和韧带的弹性、韧性，以及关节的灵活度，消除膝部无菌性炎症，避免膝关节周围软组织粘连。

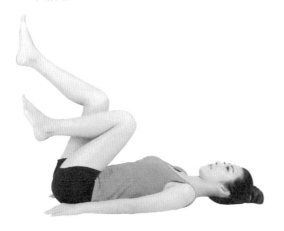

步行或慢跑

步行和慢跑可增强下肢肌力、锻炼韧带的韧性，提高膝关节的灵活度与稳定性。

> **注意事项：**
> 在做以上运动时，一定要循序渐进，活动范围由小到大，强度以不感觉疲劳和不适为原则。

半蹲转膝法

做法：两脚立正，足根并拢，两膝微屈，两手扶于膝部，使两膝做顺、逆时针方向的回旋动作。

时间（次数）：每次3～5分钟，每天持续2～3次。

避免膝关节过度活动及劳损

膝关节疼痛时，应避免做一些使膝关节半屈曲的动作，如上下楼梯、爬山、打太极拳等，以免加重膝关节的损伤。

控制饮食、多运动

过于肥胖者，要适当控制饮食，加强运动。减轻体重就是减轻关节的压力和磨损。

预防骨质疏松

中、老年人可适当补充钙质、维生素D，与骨关节代谢密切相关的食物或药物，同时进行适度的运动，以减缓骨组织的退化。

注意膝部保暖

避免潮湿环境，不要睡卧在寒冷潮湿的地方，天热大汗时，不宜使用冷水冲洗膝关节，以防局部血管收缩，影响膝关节的血液循环。

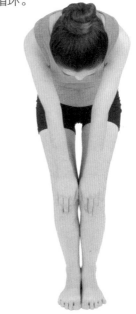

慢性风湿性关节炎

病因不明，穴位按摩显奇效

常见原因

慢性风湿性关节炎是一种难以根治的疾病。发生原因尚不明确，但多好发于女性。该病多在关节部位出现异常，引发关节炎，且会有逐渐恶化的倾向。

发病通常表现为游走性大关节炎，多数关节会产生红肿、疼痛，或僵硬。

自我应对法

方法 1 按摩肓俞、曲泉、志室

穴位位置

肓俞穴： 在腹部，距离肚脐两侧，各1/2拇指宽的位置。

曲泉穴： 位在膝关节的内侧中央凹陷之处，屈膝时，膝内侧横纹头上方的凹陷之中。

志室穴： 位在腰背部，第2腰椎棘突下方，距离脊椎4指宽的外侧，与肚脐同高。

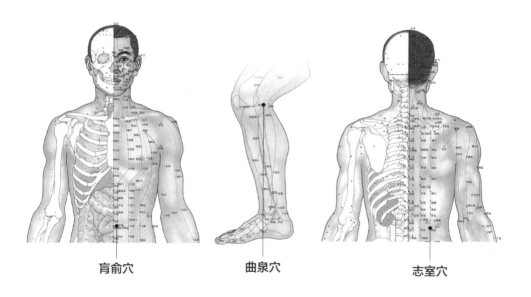

肓俞穴　　　　　曲泉穴　　　　　志室穴

按摩方法

1. 指压肓俞穴，按压时，采取仰卧姿势，屈膝，双手手指相叠按压穴位。以1、2、3吸气，一面胀起腹部、挺高腰部，一面进行指压；然后以4、5、6吐气，一面放松力量，一面恢复原来姿势。然后坐起，单腿屈膝，按压膝盖内侧曲泉穴。

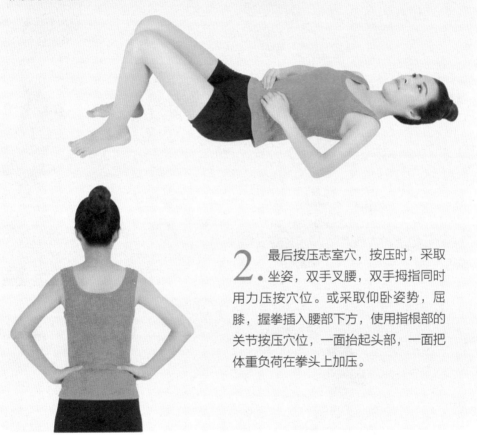

2. 最后按压志室穴，按压时，采取坐姿，双手叉腰，双手拇指同时用力压按穴位。或采取仰卧姿势，屈膝，握拳插入腰部下方，使用指根部的关节按压穴位，一面抬起头部，一面把体重负荷在拳头上加压。

方法 2 **按摩膝阳关、阳池、大陵**

穴位位置

膝阳关穴： 位在大腿近膝关节处的外侧，阳陵泉穴上3寸，当股骨外上髁上方的凹陷中。

阳池穴： 位在腕背部横纹中，指伸肌腱的尺侧凹陷处。

大陵穴： 在手掌侧腕横纹中央的凹陷处，当活动拇指时，凸起的肌腱外缘，靠小指侧。

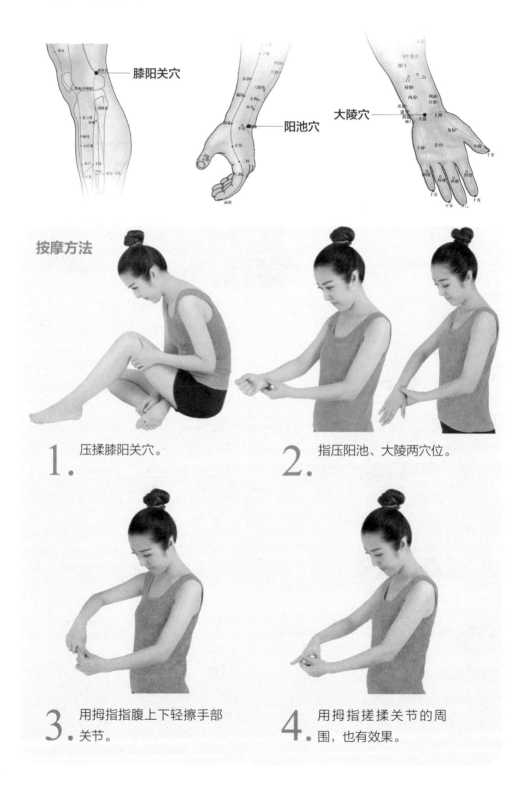

膝阳关穴

阳池穴

大陵穴

按摩方法

1. 压揉膝阳关穴。

2. 指压阳池、大陵两穴位。

3. 用拇指指腹上下轻擦手部关节。

4. 用拇指搓揉关节的周围，也有效果。

小腿痉挛

按摩小腿、涂抹姜汁、垫枕头，3招预防抽筋

常见原因

小腿痉挛指的是小腿肚（腓肠肌）痉挛。在游泳、急速站立，或睡眠时，突然发生小腿抽搐，引起剧烈疼痛。

发作原因不明确，但一般认为与肌肉疲劳、虚寒体质等因素有关。因为肌肉疲劳、虚寒会引起小腿局部血液供给减少，进而出现小腿肌肉的痉挛或疼痛。

发生小腿痉挛时，首先要保持冷静，然后按摩小腿肚，或进行伸展体操，促进血液循环，以缓解痉挛所造成的疼痛。

小腿抽筋时，虽然剧痛难忍，但即使不就医也能慢慢自愈。不过，持续疼痛和抽筋的时间太长，会对机体造成痛苦，应该尽快解除。

许多小腿抽筋症状，多在夜间睡眠时发生，因而缓解小腿痉挛，大多要靠"自救"。

立即消除疼痛法

以下介绍2种方法，可立解痉挛，即刻消除剧痛。如果有人帮助，更见速效。

方法 1 向外侧旋转，抽筋小腿的踝关节

做法：改卧为坐，尽量伸直抽筋的腿，用手紧握前脚掌，忍着剧痛，向外侧旋转抽筋小腿的踝关节，剧痛立止。

转一周，旋转时要用力，脚掌上翘达到最大限度。

缓解方法

步骤a： 旋转时，动作要连贯，一口气转完一周，中间不能停顿。

步骤b： 旋转时，如果是左腿疼痛，向逆时针方向转；若是右腿，按顺时针方向；如有人协助，因是面对面施治，施治者的方向正好相反，而踝关节的旋转方向不变。

步骤c： 要领是将脚向外侧扳，紧接着折向大腿方向并旋

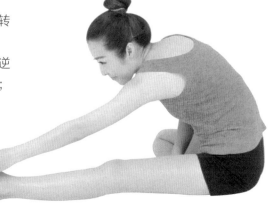

方法 2 按压腓肠肌头神经根

　　在膝关节内侧的腘窝两边（或膝窝下边），有一个地方是腓肠肌头的附着点，通往腓肠肌的神经主干，就在这里面。

　　做法：小腿抽筋时，用拇指摸索腘窝两边硬而凸起的肌肉根部，然后强力对此处按压，兴奋的神经就会镇静下来，停止痉挛，剧痛消失。

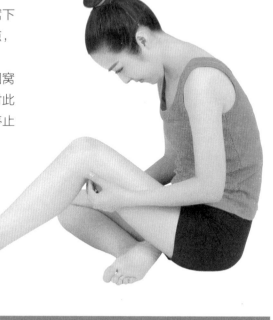

自我应对法2

方法 1 按摩委中、承山、漏谷

穴位位置

委中穴： 位在膝关节后侧，腘窝的中央。

承山穴： 位在小腿后侧，腓肠肌分叉成人字形的凹陷处中央，也就是腘窝横纹中点和脚踝连接线的中央处。

漏谷穴： 位在小腿胫骨的正内侧，内踝骨和膝横纹前端的连线中点。

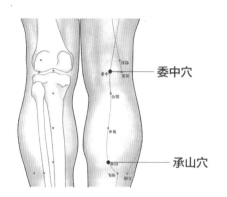

委中穴
承山穴

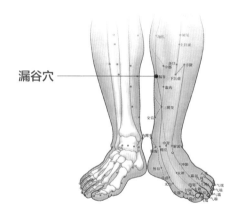

漏谷穴

按摩方法

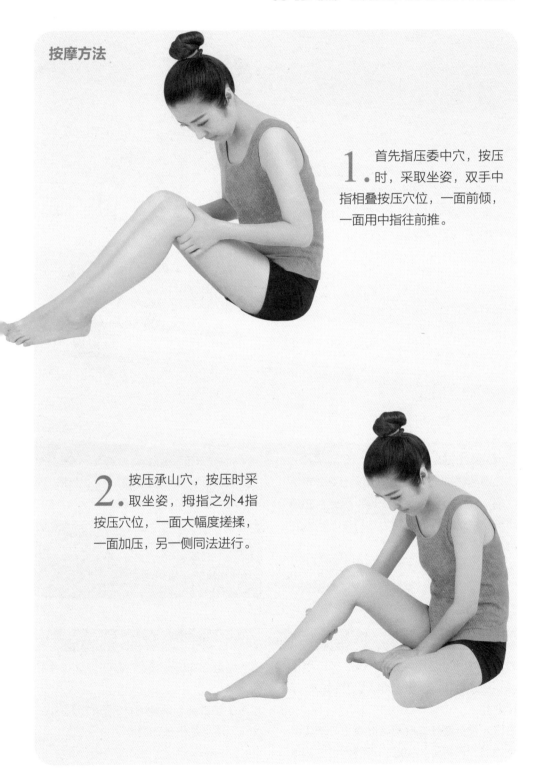

1. 首先指压委中穴，按压时，采取坐姿，双手中指相叠按压穴位，一面前倾，一面用中指往前推。

2. 按压承山穴，按压时采取坐姿，拇指之外4指按压穴位，一面大幅度搓揉，一面加压，另一侧同法进行。

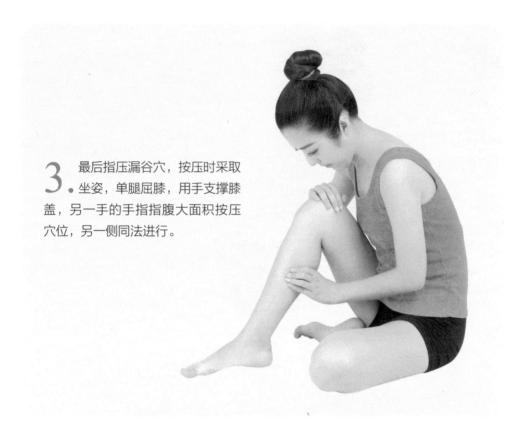

3. 最后指压漏谷穴，按压时采取坐姿，单腿屈膝，用手支撑膝盖，另一手的手指指腹大面积按压穴位，另一侧同法进行。

游泳抽筋应变法

游泳时抽筋，若欲采用前述2个方法止痛，在操作手法上有困难。因此，游泳时抽筋，可采用双手用力往身体方向扳脚拇趾的方法。

扳脚拇趾时，大腿要尽量向前伸直，同时脚跟向前踢。通常扳一次不易见效，可多次进行，直至症状缓解为止。当然，每扳一次，必须先深吸一口气，再潜入水中。

> **注意事项：**
> 扳拇趾时，大腿要尽量向前伸直，同时脚跟向前踢。通常扳一次不易见效，可多次进行，直至症状缓解为止。

预防措施

方法1 按摩小腿：在活动前、进行中小憩，活动后、游泳下水前，以及睡前按摩小腿肚。

方法2 涂抹姜汁：经常抽筋者，为防止游泳抽筋，可将生姜捣烂，连渣带汁一起涂擦小腿肚，再充分按摩小腿，预防效果较为理想。

方法3 垫枕头：每晚睡觉时，在脚下垫一枕头，也有助于预防抽筋。

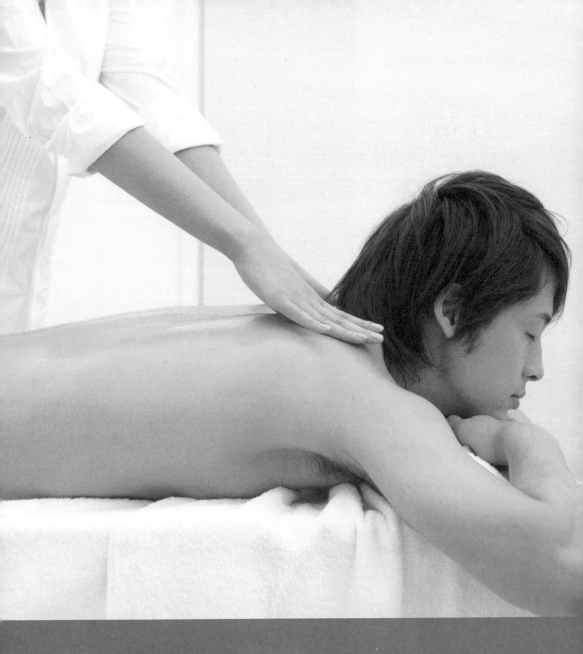

06

男性的症状

舒压补气血，按摩享性福

阳痿

放松心情、排除焦虑，有效改善症状

临床表现

阳痿，部分是先天性的因素所导致，但现代男性大多数则是因生活或工作压力大而引起。

胃肠和生殖机能都由自主神经支配，因此心理状态良好、精神放松，自然消化吸收能力较佳，生殖机能正常，拥有精力充沛的生活。

若精神压力太大，导致自主神经呈现紧张状态时，生殖机能就会降低，造成阳痿。

面对症状的发生，首先要营造出能够放松自己的环境，松弛紧张情绪，改善引发失眠、食欲不振的心理因素。同时，尽量排除因阳痿引起的精神不安和焦虑，也对改善病情大有帮助。

自我应对法

方法 1 按摩肾俞、关元、筑宾

穴位位置

肾俞穴：位于腰背部，第2腰椎棘突下方，距离脊椎2指宽的外侧，和肚脐同高。

关元穴：位于腹部，肚脐下方4指宽的位置。

筑宾穴：位于内踝上方7指宽，在小腿胫骨的正后方。

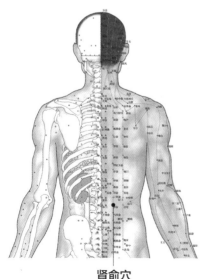

肾俞穴

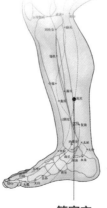

筑宾穴

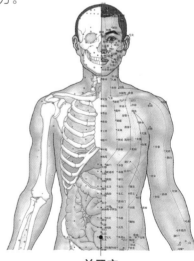

关元穴

按摩方法

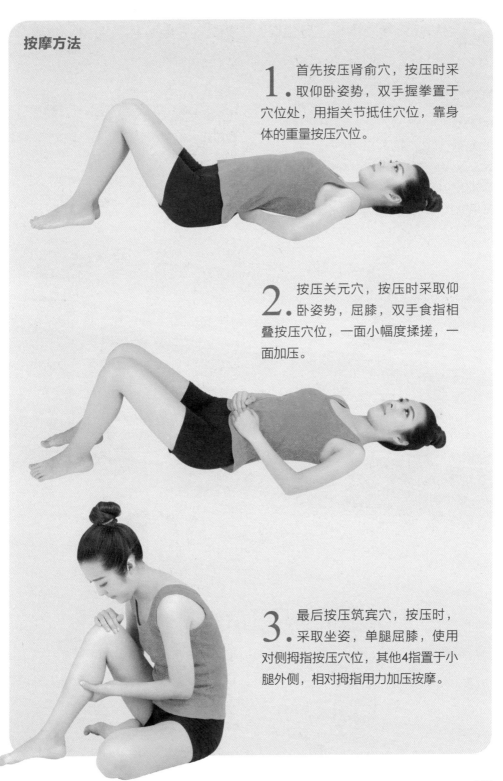

1. 首先按压肾俞穴，按压时采取仰卧姿势，双手握拳置于穴位处，用指关节抵住穴位，靠身体的重量按压穴位。

2. 按压关元穴，按压时采取仰卧姿势，屈膝，双手食指相叠按压穴位，一面小幅度揉搓，一面加压。

3. 最后按压筑宾穴，按压时，采取坐姿，单腿屈膝，使用对侧拇指按压穴位，其他4指置于小腿外侧，相对拇指用力加压按摩。

方法 2 按压气海、中极、足三里、三阴交、然谷，温热命门，或叩打涌泉、然谷穴

穴位位置

中极穴：位在腹部，肚脐往下4寸之处。

气海穴：位在肚脐下方1.5寸处。

足三里穴：位于外膝眼下4横指、小腿胫骨外侧约1横指处。

三阴交穴：位在小腿胫骨内侧，距离内踝4指宽的上方位置。

然谷穴：位在足大趾侧，过大趾关节后的足舟骨粗隆下方的赤白肉际处。

命门穴：位在腰部，当后正中线上，第2腰椎棘突下凹陷中，平肚脐。

涌泉穴：位在整个脚掌的上1／3处，脚底中央稍微前方的位置，弯曲脚趾时，产生的凹陷处中央。

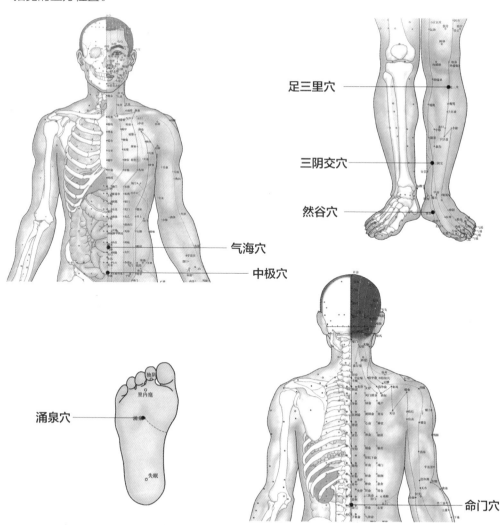

气海穴

中极穴

足三里穴

三阴交穴

然谷穴

涌泉穴

命门穴

按摩方法

　　手法：按压气海穴、中极穴、足三里穴、三阴交穴、然谷穴，温热命门穴，或用拳头叩打涌泉穴。

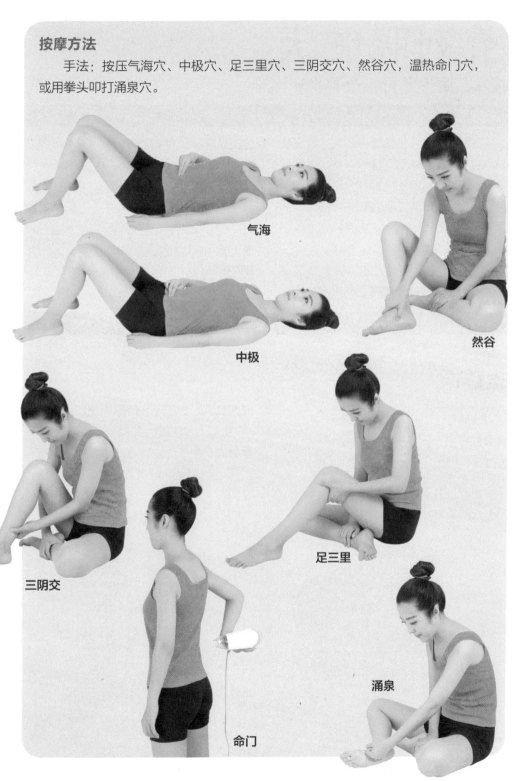

气海

然谷

中极

三阴交

足三里

命门

涌泉

前列腺肥大

按穴、医诊并行，改善排尿困难

临床表现

前列腺是男性生殖器中最大的附属性腺，功能在于产生前列腺液，参与生殖代谢。前列腺肥大症和性腺内分泌的紊乱密切相关，但其具体机制仍不明确。

症状 前列腺肥大的常见症状多为排尿困难或有残尿感，以高龄男性多见。

致病原因 主要因为肥大的腺体，造成下尿路梗阻，尿液排出障碍。若排尿障碍长期无法解除，可能影响肾脏功能，导致不良后果。

银发族出现排尿困难的情况，除前列腺肥大还多因控制排尿的括约肌机能降低，使尿液无法完全排出，进而产生残尿感，其中又以瘫痪的银发族居多。

缓解对策 按压穴位与及时就医并行。

自我应对法

按摩曲骨、三阴交、水分

穴位位置

曲骨穴： 位于下腹部的正中线，耻骨正上方中央的凹陷之处。

三阴交穴： 位于小腿胫骨内侧，距离内踝4指宽的上方位置。

水分穴： 位于肚脐上方，1拇指宽的位置。

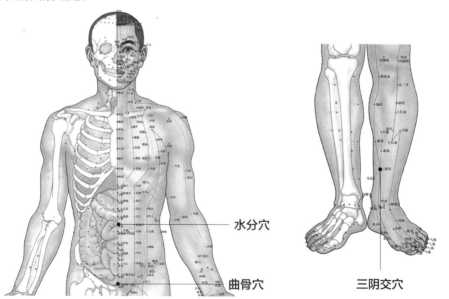

水分穴

曲骨穴

三阴交穴

按摩方法

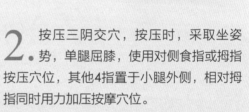

1. 首先按压曲骨穴，按压时，可用双手10指按压穴位，同时身体前倾进行加压。

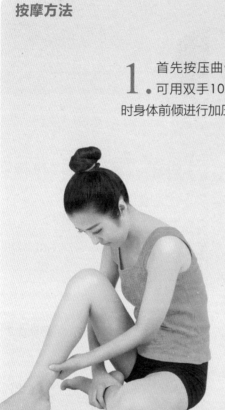

2. 按压三阴交穴，按压时，采取坐姿势，单腿屈膝，使用对侧食指或拇指按压穴位，其他4指置于小腿外侧，相对拇指同时用力加压按摩穴位。

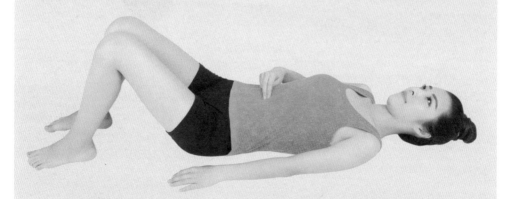

3. 最后指压水分穴，按压时采取仰卧姿势，屈膝，食指按压穴位，一面小幅度揉搓，一面加压。

方法
2 指压次髎、膀胱俞

穴位位置

次髎穴： 位在骶骨的第2后孔中。

膀胱俞穴： 在骶骨第2椎棘突下，旁开1.5寸处。

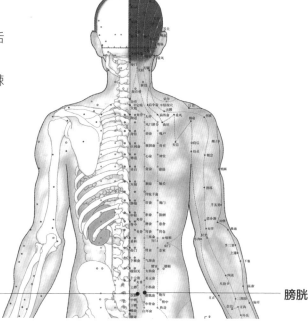

次髎穴 —————————————————— 膀胱俞穴

按摩方法

用食指，或者用食指和中指并拢同时按摩次髎和膀胱俞。

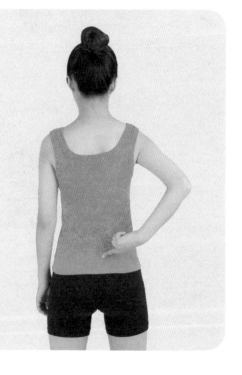

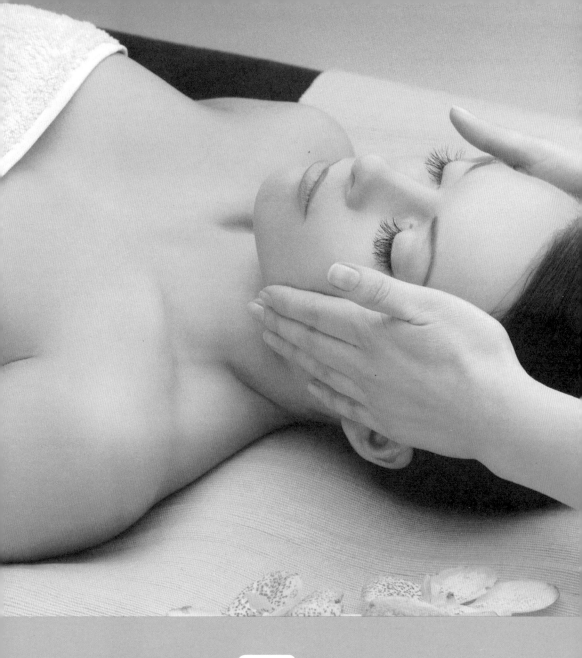

07

女性的症状

气血足、月事顺

虚寒证

阳池穴，身体自带的发热器

临床表现

症状 出现手、足、腰部的虚冷，呈现头痛、肩酸、腰痛、头部充血、晕眩等症状。

主因 体质因素所致，属于女性特有的生理现象。虚寒证的女性，通常会感觉腰部冰冷虚寒，可是实际触摸时，却未必会觉得冰冷。

缓解对策 借由经穴疗法能提高自主神经的功能，同时配合适度运动和均衡的饮食，能有效改善症状。

自我应对法

方法 1 按摩阳池、关冲、命门、劳宫

穴位位置

阳池穴： 位在腕背横纹中，手背间骨的集合部位。简易取穴法：先将手背往上翘，在手腕上会出现几道皱褶，在靠近手背那一侧的皱褶上按压，在中心处会找到一个压痛点，即是阳池穴的位置。

劳宫穴： 位在手掌侧，第2、3掌骨之间，握拳时，中指指尖下。

命门穴： 位在腰部，当后正中线上，第2腰椎棘突下的凹陷中。

关冲穴： 位在手背，第4指外侧指甲角旁0.1寸处。

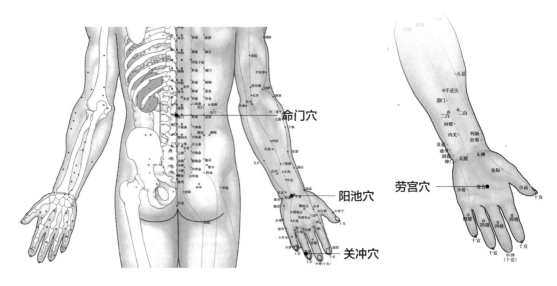

命门穴

阳池穴

关冲穴

劳宫穴

按摩方法

1. 最好两手齐用,先以一只手的拇指,按压另一手的阳池穴,再换手,以拇指按压另侧相同穴位。这种按摩方式既可自理,又不需要他人帮忙,且可自然地使力,由拇指传到阳池穴内。

> **注意事项:**
> 　　刺激阳池穴,宜慢慢地进行,按摩时间要长,力道要缓。

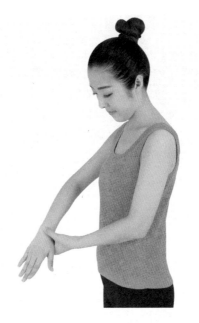

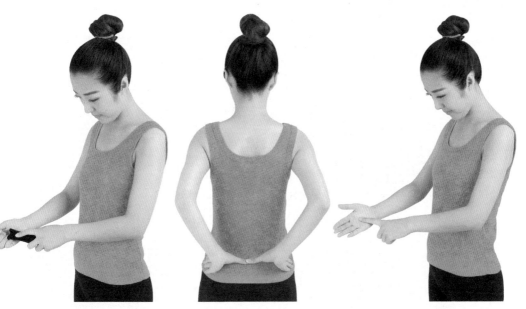

2. 消除发冷症,除了按摩阳池穴外,还可将关冲、命门两穴,以及手心的劳宫穴配合加以刺激,效果更好。

阳池穴：身体的电热器

当你觉得手脚发冷时，不妨将两个手背互相摩擦，就能使身体暖和起来。为什么呢？手背上有个穴位叫"阳池"，是三焦经上的主穴，三焦经专司上焦、中焦、下焦，这三组人体的发热系统，其中"上焦"支配心脏和肺脏的呼吸功能，"中焦"支配消化器官，"下焦"支配泌尿器官。

平时做完运动或吃完饭后，体温就会升高，这是因为上焦和中焦发挥功能。而排完尿后，为什么身体会不由自主打起轻微的寒战呢？是因为下焦放出热量的缘故。

临床研究发现，阳池穴有支配全身血液循环，以及激素分泌的功效。

只要刺激这一穴位，便可迅速畅通血液循环，平衡激素分泌，温暖身体，进而消除发冷症。

阳池穴不仅可医治怕冷、虚寒，还可调节内脏器官的功能，对感冒、气喘、胃肠病、肾功能失调等疾病都有帮助，与合谷穴并称"万能穴位"。

| 方法 2 | 按摩肓俞、三阴交、次髎 |

穴位位置

肓俞穴： 位于腹部，在距离肚脐两侧，各约1/2拇指宽的位置。

三阴交穴： 位在小腿胫骨内侧，距离内踝4指宽的上方之处。

次髎穴： 位于腰臀部，在第2骶骨孔的位置。

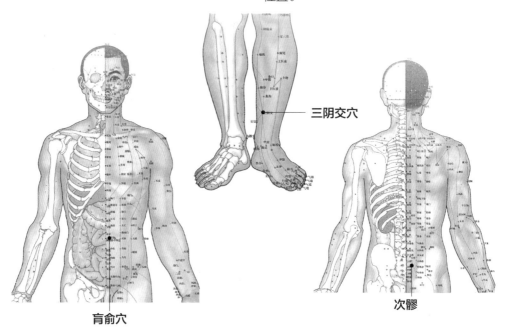

三阴交穴

肓俞穴

次髎

按摩方法

1. 首先指压肓俞穴，按压时，采取仰卧姿势，屈膝，双手手指相叠按压穴位。以1、2、3吸气，一面胀起腹部、挺高腰部，一面进行指压。

然后，以4、5、6吐气，一面放松力量，一面恢复原来姿势。

2. 按压三阴交。也可用刷子轻擦三阴交穴，采取坐姿，单腿屈膝，拿着沐浴用的刷子，以穴位为中心，从内脚踝朝膝盖方向，在5～10厘米的距离内，上下滑动刷子，来回刷5次算1回，如此按摩5回。刷动的同时，保持感觉舒畅的强度，再往上滑动刷子增加力道。另一侧同法进行。

3. 最后温热次髎穴，温热时，用吹风机对着穴位吹10～20秒，调节热度，觉得过热就拿开。注意事项：由于该穴不易温热，故以两人搭配为宜。

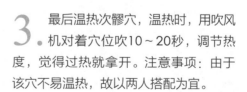

按压合谷、志室

穴位位置

合谷穴： 位于拇指和食指相连的虎口部位，靠近食指骨头的一侧。

志室穴： 位于背部，肚脐正对的第2腰椎棘突下，旁开3寸处。

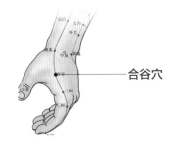

合谷穴

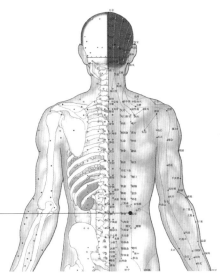

志室穴

按摩方法

手法：使用拇指按压合谷穴或志室穴。

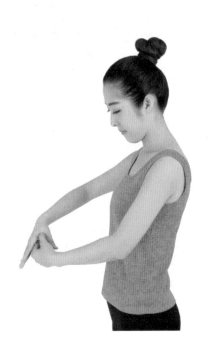

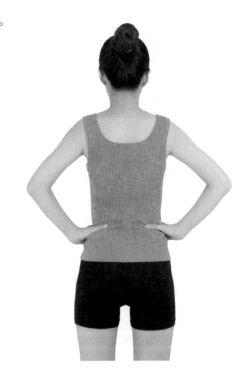

贫血

肝经上的穴位多是养血大将

临床表现

血液中的红细胞内富含铁质，主要承担输送氧气到全身各组织的工作。当红细胞减少或血色素下降时，就会引起全身氧气供给不足，形成贫血的症状。

容易贫血的人，其生理机能必然较弱，中枢神经、肌肉功能也相对虚弱，经常表现出无精打采、容易疲劳、皮肤丧失光泽等症状。严重时，需要使用药物，或进行输血治疗。

自我应对法

按摩肝俞、期门、水泉

穴位位置

肝俞穴：位于背部，第9胸椎棘突下，旁开1.5寸处。

▶ 简易取穴法：先找到肩胛骨下角水平的第7胸椎，向下数2个椎体，在其下方凹陷处，旁开2指宽的外侧，即是肝俞穴。

期门穴：位于胸部前正中线旁开4寸，第6肋间隙处，即乳头直下两肋处。

水泉穴：位于内踝骨和跟腱之间的太溪穴，下1寸的凹陷之中。

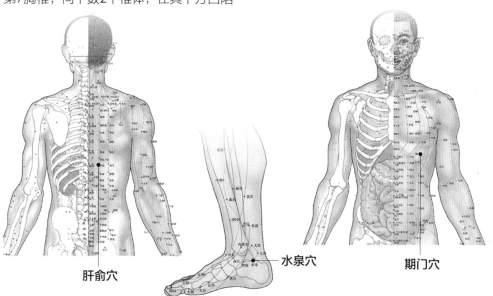

肝俞穴　　　　　水泉穴　　　　　期门穴

按摩方法

1. 首先按压肝俞穴，可直接按压穴位，也可坐在有靠背的椅子上，使用指根部的关节按压穴位，背靠椅子施力加压。

2. 按压期门穴，按压时，使用拇指外的其余4指，相叠按压穴位，一面前倾，一面加压，另一侧也采用相同方式进行。

3. 最后温热水泉穴。

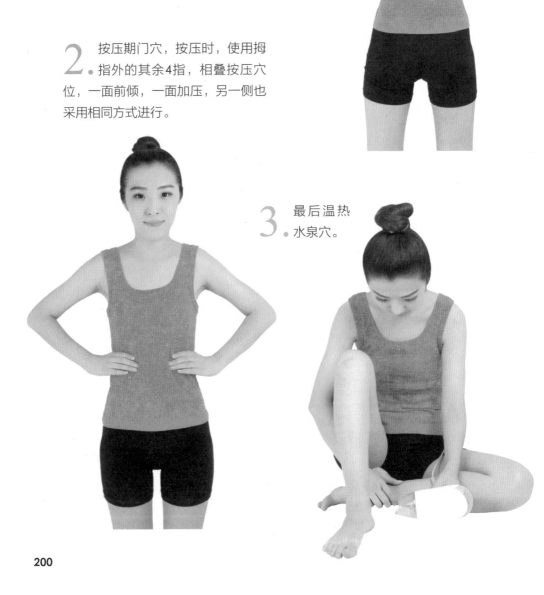

方法
2

指压太冲、完骨

穴位位置

太冲穴：位于足背部，以手指沿着脚大趾、次趾夹缝向上移压，压至血管搏动之处。

完骨穴：位于耳后乳突缘端，往上1拇指宽，靠后头部。

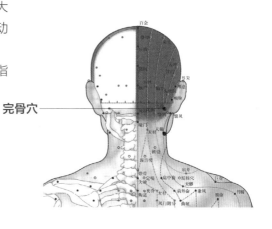

完骨穴

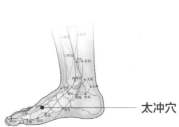

太冲穴

按摩方法

　　用手指或者借用工具，用力按压太冲。然后用手指按压完骨穴。

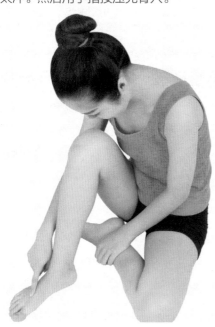

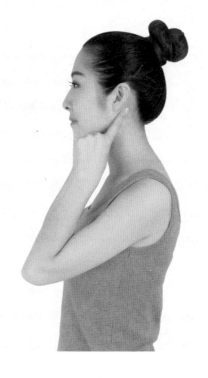

常见的补血食物

黑豆：中国古代，向来认为吃"豆"有益，许多书上都有介绍黑豆可让人头发变黑，其实黑豆还能生血。黑豆的吃法随各人喜好，如产后，建议可用黑豆煮乌骨鸡。

发菜：发菜的颜色黑，所含的铁质较高，用发菜煮汤做菜，可以补血。

胡萝卜：含有很高的维生素B群、C，同时富含有一种特别的营养素——胡萝卜素，胡萝卜素对补血极为有益，用胡萝卜煮汤，是很好的补血汤品。许多人不爱吃胡萝卜，不妨尝试将胡萝卜榨汁，加入蜂蜜饮用，别具一番滋味。

面筋：常见于一般的素食店、卤味摊，补血必先补铁，面筋的铁质含量相当丰富。

菠菜：可说是最常见的蔬菜之一，也是极优的补血食物。菠菜含有丰富的铁质、胡萝卜素，可算是补血蔬菜中的重要一员。如果不爱吃胡萝卜，不妨多吃些菠菜。

金针花：又名黄花菜，其铁质含量丰富，比菠菜高出20倍，同时含有丰富的花粉、醣类、蛋白质，以及维生素A、C、E，脂肪、胡萝卜素、氨基酸、钙等微量元素。可与黑木耳配搭烹饪，也可与蛋、肉类等食材煮汤或炒食，是女性产后补血、通乳的佳品。

龙眼肉：龙眼肉就是桂圆肉，除含丰富的铁质外，还有维生素A、B群和葡萄糖、蔗糖等。在补血的同时，还能治疗健忘症、心悸、神经衰弱和失眠。龙眼汤、龙眼胶、龙眼酒等，也是很好的补血食物。

贫血患者的饮食禁忌

不宜喝茶：贫血者不宜喝茶，多喝茶会使贫血症状加剧。因为食物中的铁，是以高价铁的形式进入消化道。经胃液的作用，高价铁转变为低价铁，才能被吸收。然因茶中含有鞣酸，与铁结合后易形成不溶性鞣酸铁，阻碍铁的吸收。

不喝牛奶：牛奶和一些中和胃酸的药物，会阻碍铁质吸收，因此牛奶尽量不要和含铁的食物一起食用。

痛经、月经不调、闭经

按压穴位改善症状

临床表现

经痛

经痛的症状因人而异，通常发生在月经期间的前几日，主要因为激素分泌改变所导致。

经期出现下腹部疼痛、腹胀、恶心、头痛等症状，多半和体质有关。但也不能排除是子宫内膜异位、子宫肌瘤等疾病的前兆。一旦发生，需接受妇产科医师的诊查。

月经不调

月经不调包含女性初潮年龄的提前、延后，周期、经期与经量的变化等多种情况，在此主要介绍月经周期不规则。

月经周期有时会因精神压力而改变，不过多是暂时的症状，只要及时调整心态就能改善。

闭经

但当月经周期过长，或经期有不正常出血时，就有可能是卵巢机能异常，最好到医院做更进一步的详细检查。

自我应对法

方法 1 按摩三阴交、血海、肾俞

穴位位置

三阴交穴： 位于小腿胫骨内侧，距离内踝4指宽的上方之处。

血海穴： 位于大腿内侧近膝关节处，在膝盖骨内上角上方，2.5个拇指宽的凹陷之中。

肾俞穴： 位于腰背部，第2腰椎棘突下方，距离脊椎2指宽的外侧，和肚脐同高。

血海穴

三阴交穴

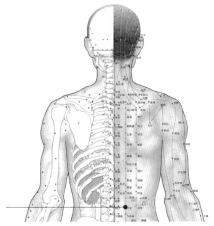
肾俞穴

按摩方法

1. 按压三阴交穴，按压时，采取坐姿，单腿屈膝，使用对侧拇指按压穴位，其他4指置于小腿外侧，相对拇指加压。

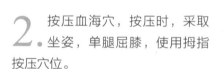

2. 按压血海穴，按压时，采取坐姿，单腿屈膝，使用拇指按压穴位。

3. 按压肾俞穴，按压时双手握拳，用指根关节处抵住穴位，靠身体的重量按压穴位。

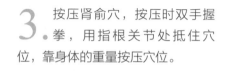

| 方法 2 | 按压关元、次髎、妇科、还巢 |

穴位位置

关元穴： 位于肚脐下方4指宽度的位置。

次髎穴： 在臀部骶骨的第2后孔中。

妇科穴： 位在拇指第2指节尺侧的赤白肉际处。

还巢穴： 位在无名指的第2节，靠近小手指侧。

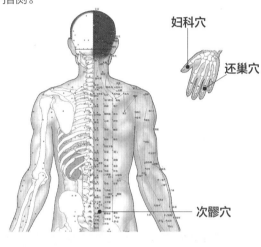

神阙

关元穴

次髎穴

妇科穴

还巢穴

按摩方法

1. 按压关元穴、次髎穴。

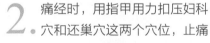

2. 痛经时，用指甲用力扣压妇科穴和还巢穴这两个穴位，止痛效果极佳。

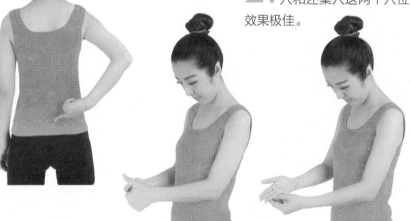

不孕

穴位按摩帮助排卵周期变规律

在完全不避孕的情况下，结婚2年仍未怀孕，就应怀疑是否为不孕。

不孕症的原因相当多，有的人是因身体机能不佳，有的人则是排卵周期不规律，导致卵子和精子结合困难。

机能障碍的不孕，需要接受专科医师的治疗。

排卵周期不规律，可借由经穴疗法加以调整。

进行经穴疗法，可舒缓精神压力，并提高自主神经机能，促使排卵周期具有规律性，可作为正规医疗外的辅助方法。

自我应对法

方法 1 按摩关元、涌泉、肾俞

穴位位置

关元穴： 位于下腹部，在肚脐下方4指宽的位置。

涌泉穴： 位于整个脚掌的上1／3处，脚底中央稍微前方的位置，弯曲脚趾时，产生的凹陷处中央。

肾俞穴： 位于腰背部，在第2腰椎棘突的下方，距离脊椎2指宽的外侧，和肚脐同样高度。

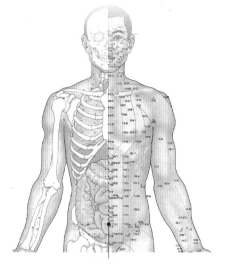

涌泉穴

关元穴

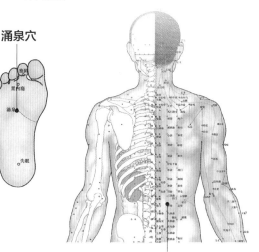

肾俞穴

按摩方法

1. 先按压关元穴，按压时采取仰卧姿势，屈膝，双手10指相叠按压穴位，一面小幅度揉搓，一面加压。

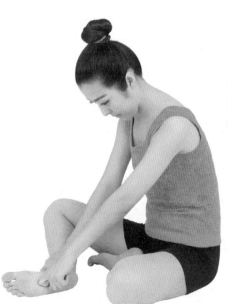

2. 按压涌泉穴，按压时，采取坐姿，一脚放在另一脚的膝盖上，用一只手支撑脚背，另一手的食指，以直角按压穴位，进行小幅度压揉。

3. 最后温热肾俞穴，温热时，用吹风机对着穴位吹10～20秒，调节热度，一觉得过热就拿开。

注意事项：
由于肾俞穴不易进行温热，故以两人搭配进行较为合适。

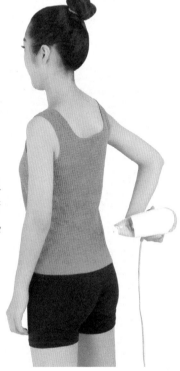

妊娠反应

调整全身机能，按压穴位减轻症状

临床表现

妊娠反应是怀孕前期孕妇经常出现的症状，有的人早上一起床，就会出现胃部不适，感觉恶心；有的人则是对食物的喜好发生变化；也有人是对气味相当敏感。

原因至今仍不明确，但有一说法认为，怀孕导致激素分泌改变，自主神经机能变得敏感，稍微受到刺激就会引起恶心。

由于怀孕时，体内会分泌平时不会分泌的酶，因此引起妊娠反应。

妊娠反应的症状强度因人而异，有些人非常敏感、感觉痛苦，相反，也有人从头到尾一点感觉都没有。

经穴疗法能够调整全身的机能，使妊娠反应的症状减轻。

方法 1 按摩内关、扶突、中脘

穴位位置

内关穴： 位于手臂的掌侧，距离手腕横纹的中央，在靠手肘方向3指宽的位置。

扶突穴： 位于喉结外侧，4指宽的位置。

中脘穴： 位于心窝和肚脐连线的中点处。

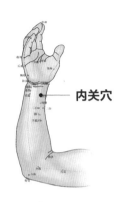

内关穴

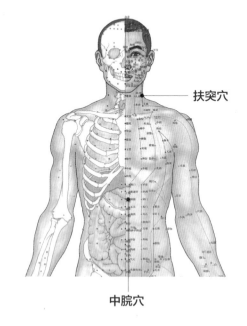

扶突穴

中脘穴

按摩方法

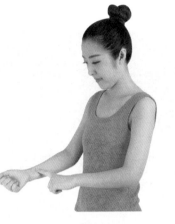

1. 用食指或拇指，先后按揉两侧内关穴，各1~2分钟。

2. 接着指压扶突穴，按压时，食指或中指按压穴位，弯曲第2关节进行指压。

3. 按压中脘穴，用食指与中指合并，按压穴位，边指压边前倾。

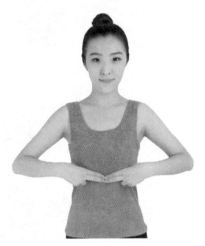

| 方法 2 | **按压膈俞、轻擦内关** |

穴位位置

膈俞穴： 位在肩胛骨下角水平，第7胸椎棘突下方，距离脊椎2指宽的外侧。

内关穴： 位于前臂正中线，腕横纹向上3指处。

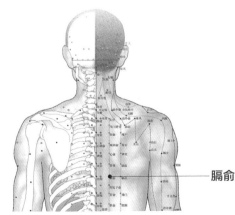

膈俞穴

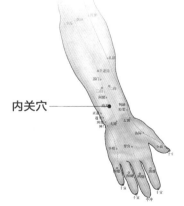

内关穴

按摩方法

1. 采取站立或仰卧姿势，握拳，用关节按压膈俞穴，边抬高头部，边进行指压。

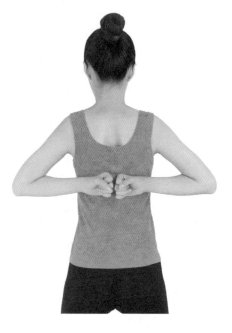

2. 以内关穴为中心，从下往上进行轻擦，效果相当。

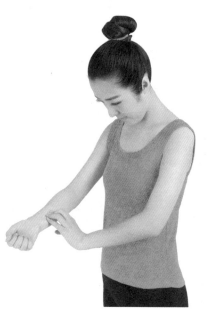

缓解孕吐

　　孕吐是常见的妊娠反应之一，以下方法可缓解症状：

　　少量多餐：避免空腹或过饱引起的刺激。

　　适量补充维生素B6：可减轻孕吐症状。

　　补充水分或运动饮料：饮水中可添加少许盐分，预防呕吐所引起的低钠现象。

　　饮食禁忌：避免食用口味重、油腻、辛辣、刺激性的食物。

　　好好休养、心情愉悦：多休息，或转换情绪，尝试有兴趣的事物，使心情愉快，可减轻孕吐症状。

乳汁分泌不良

按压肩颈、乳房，促进乳汁分泌

临床原因

原因1：婴儿不吸吮乳头

分娩时，乳腺会变得发达而开始分泌乳汁，若婴儿不吸吮则吸吮反射不能建立，分泌机能无法提高，导致乳汁分泌不顺畅。

原因2：喂食奶粉

现在婴儿奶粉种类繁多，冲泡方便，选择喂食奶粉的母亲越来越多，母乳不再是喂养的唯一方式，也间接导致乳汁分泌不良的情况更加严重。

原因3：肩酸及情绪不佳

肩酸、精神紧张、情绪不安，也会影响乳汁分泌，也有部分是体质所造成。母乳中含有多种免疫成分，能强化婴儿的免疫力，建议产后应尽可能喂食母乳。

治疗方式：除穴位治疗外，在哺乳期的女性平时还可多按摩肩、颈肌肉，以及乳房等部位，以促进乳汁分泌。

方法 1 　按摩肩井、中府、膻中

穴位位置

肩井穴： 位于肩膀肌肉凸起处（肩膀中央），即大椎穴与肩峰穴连线的中点。

中府穴： 位于前胸，锁骨外端下方的凹陷处，向下约1拇指宽的位置。

膻中穴： 位于前胸，胸骨中央稍微下方的位置，即在正常体型两乳头连线的中点处。

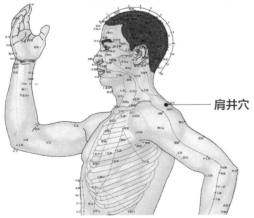

肩井穴

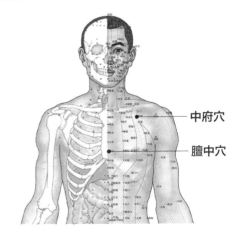

中府穴

膻中穴

按摩方法

1. 首先按压肩井穴，按压时，手指按压对侧穴位，可使用另一手的手掌，将手肘从下往上推高，颈部一面向对侧弯曲，一面进行指压。另一侧同法按压。

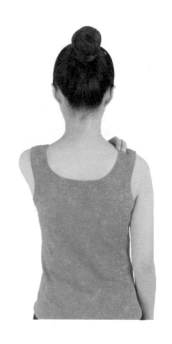

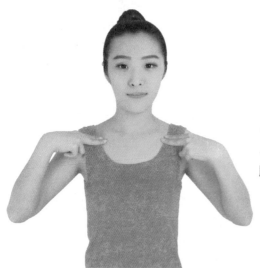

2. 按压中府穴，按压时，双手各按压同侧穴位，一面仰胸，一面进行加压。

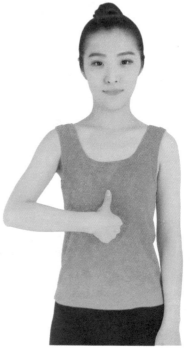

3. 最后指压膻中穴，按压时，拇指按压穴位，一面仰胸，一面进行加压，此时边吸气边仰胸，吐气时，恢复原来姿势。

揉搓肺俞

穴位位置

肺俞穴：位于背部，第3胸椎棘突下方，距离脊椎2指宽的外侧。

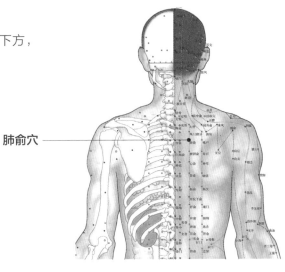

肺俞穴

按摩方法

1. 揉搓肺俞穴。

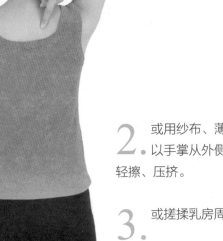

2. 或用纱布、薄毛巾按压乳房，以手掌从外侧朝乳头方向进行轻擦、压挤。

3. 或搓揉乳房周边，也有疗效。

更年期障碍

洗头、摩面、摩耳、摩腹，轻松度过更年期

临床表现

临床上，把女性45～55岁这一阶段归为更年期。在更年期内，由于生理功能变化，出现一系列自主神经功能失调和内分泌功能减退的现象，统称"更年期症候群"。

男性也有更年期，主要出现在55～65岁之间，也与激素分泌的变化有关。

主要症状包括：头脸部潮红、阵发性烘热、出汗、胸闷气短、心悸、头晕、血压忽高忽低，伴随有耳鸣、眼花、记忆力减退、失眠、焦虑、忧郁、容易激动、便秘等。

更年期症候群为阶段性疾病，发病时间长短不一，有的人可以毫无症状度过，而严重者，甚至可达10年之久。一般为2～5年，预后良好。

更年期症候群属于中医"百合病"（注①）"脏躁"（注②）"郁证""心悸""不寐""眩晕""头痛"等范畴，运用按摩疗法治疗更年期症候群，对缓解烦躁、焦虑、头痛、潮热等症状，有一定的疗效。

注① 百合病

一种精神恍惚、想卧不能卧、想行不能行、食欲时好时坏，以口苦、尿黄、脉象微数为主要临床表现的疾病。

注② 脏躁

中医所谓的"脏躁"，类似今天所说的产后忧郁症等情绪问题。一般来说，是指心脏血虚、神不守舍，主要出现烦躁不宁的一种疾症。

自我应对法

方法 1 按摩三阴交、肾俞、天枢

穴位位置

三阴交穴：位于小腿胫骨的内侧，距离内踝4指宽的上方处。

肾俞穴：位于腰背部，第2腰椎棘突下方，距离脊椎2指宽的外侧，与肚脐同高。

天枢穴：位于肚脐两侧，约3指宽的位置。

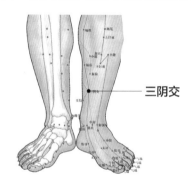

三阴交

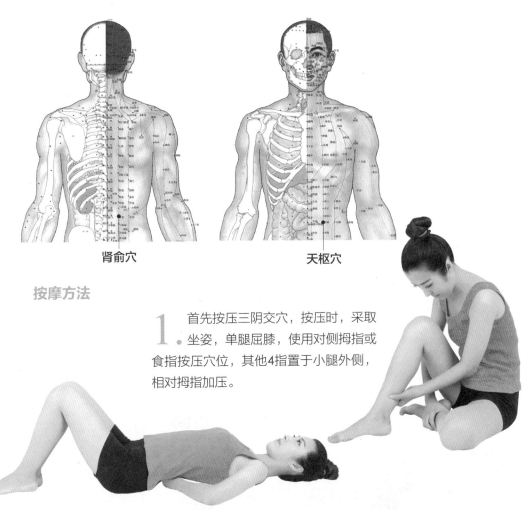

肾俞穴   天枢穴

按摩方法

1. 首先按压三阴交穴，按压时，采取坐姿，单腿屈膝，使用对侧拇指或食指按压穴位，其他4指置于小腿外侧，相对拇指加压。

2. 按压肾俞穴，按压时采取仰卧姿势，屈膝，握拳插入腰部下方，使用指根部的关节按压穴位，一面抬起头部，一面把体重负荷在拳头上加压。

3. 最后压揉天枢穴，按压时采取仰卧姿势，屈膝，双手10指各按压穴位，一面小幅度揉搓，一面加压。也可用双手食指相叠按压的方式，两侧分别进行。

指压前顶、后顶、肩井

穴位位置

前顶穴： 位于头部，前发际正中直上3.5寸，在百会穴前1.5寸。

后顶穴： 头顶正中线后，发际上5.5寸，当百会穴后1.5寸，下距脑户穴3寸。

肩井穴： 位于肩膀肌肉凸起处（肩膀中央），即大椎穴与肩峰穴连线的中点。

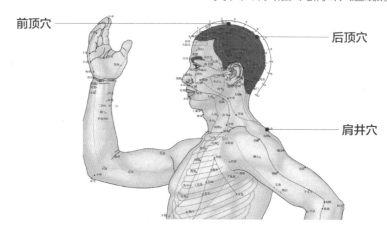

前顶穴　　后顶穴　　肩井穴

按摩方法

1. 指压前顶和后顶两穴位。

2. 边弯曲颈部，边指压肩井穴。

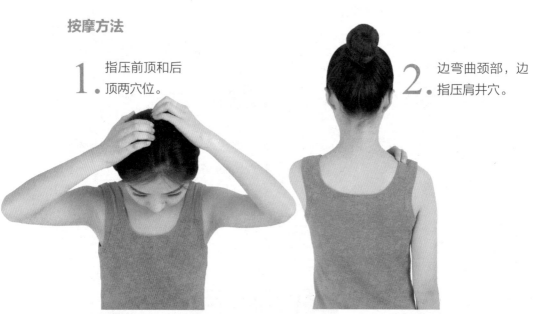

3. 以沐浴用的刷子，刷脚内侧、腹部、腰部、骶骨等部位，也有效果。

方法
3

对症特效穴位

穴位位置

血海穴： 位于大腿内侧，近膝关节处，在膝盖骨内上角上方2.5个拇指宽的凹陷处。

合谷穴： 位于拇指和食指相连的虎口部位，靠近食指骨头的一侧。当拇指与食指并拢时，凸起肌肉的高点处。

天柱穴： 位于后头部发际，2条斜方肌正

外侧凹陷处。

气海穴： 位于肚脐下方1.5寸处。

足三里穴： 位于外膝眼犊鼻下3寸（约4横指），胫骨外侧1横指处。

涌泉穴： 在整个脚掌的上1/3处，脚底中央稍微前方的位置，弯曲脚趾时，产生的凹陷处中央。

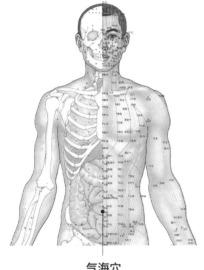

气海穴

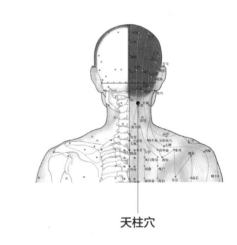

天柱穴

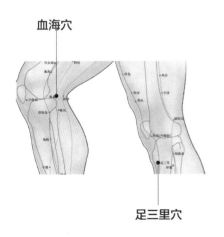

血海穴

足三里穴

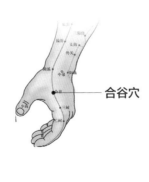

合谷穴

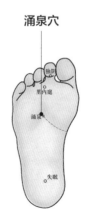

涌泉穴

按摩方法

1. 按摩血海。中医称更年期症候群为"血道之症"，认为血的循环凝滞是发病原因，而血海穴可改变循环不良的状态，是更年期症候群的特效穴位。

2. 按摩天柱。可促进头部的血液循环，对身体疲劳、困倦、眩晕有很好的疗效。

3. 按摩气海。此穴是身心能量之气汇集的地方，可促进一切疾病的复原，对更年期症候群有很好的疗效。

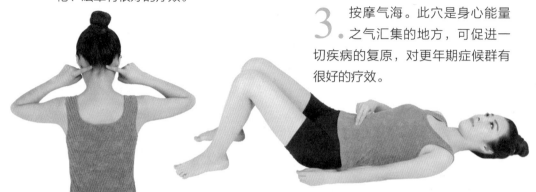

4. 按摩合谷、足三里和涌泉，这是人体相当重要的3个穴位，为强身、健体的关键穴位。更年期症候群的女性要多按摩这3个穴位，它们是改善症状的特效穴。

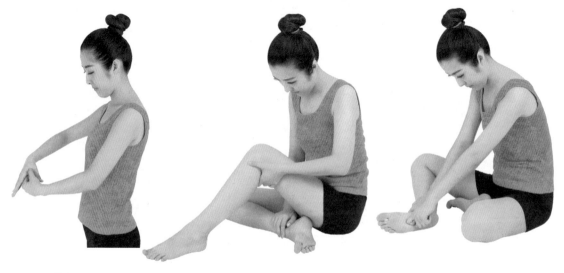

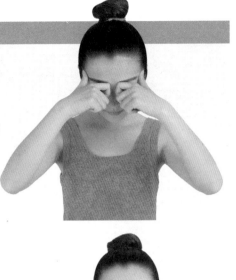

日常保健小妙招

摩面

1. 将两手搓热，双手食指屈成弓状，用第2指节的内侧面刮眼眶，反复进行，至有酸胀感为宜。

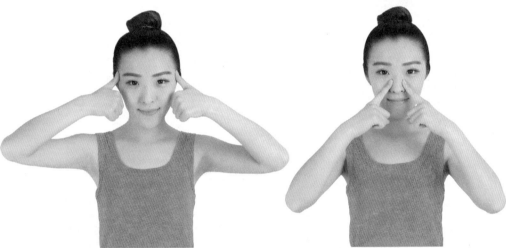

2. 用双手拇指点按太阳穴，以食指刮上下眼睑8～16次，再顺着鼻旁上下按摩至发热为止。

3. 最后，将掌心紧贴前额，用力向下擦至下颏，连续8～16次。每日早晚各1次。

洗头

步骤：双手10指微屈，彼此张开，插到头皮上，轻轻来回交叉揉动，如同洗头状，约2～3分钟。每日早、晚各1次。有烦躁、焦虑、头痛、头晕等症状，应延长按摩时间。

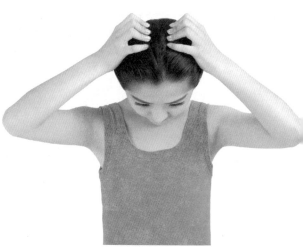

摩耳

1. 旋耳，以食指尖插至两外耳道口，同时相向内旋，再突然放松，连续5次。

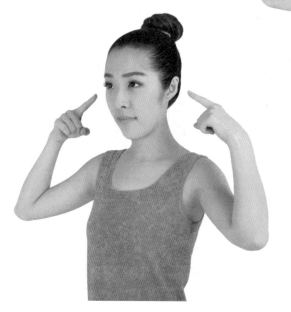

2. 拔耳，将双手食指插入耳中，然后拔出，连续5次。

3. 按摩耳轮，用手在耳轮上，自下向上摩擦，擦至耳热为止。

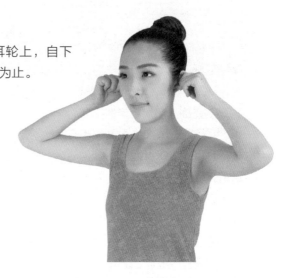

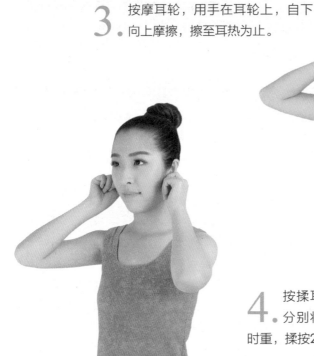

4. 按揉耳垂，两手食指和拇指分别将耳垂捏住揉按，时轻时重，揉按2分钟。

摩腹

步骤： 仰卧，双膝屈曲，两手掌相叠，以肚脐为中心，在腹部沿顺时针方向摩动。

注意事项：
　　力道应先轻后重，并逐渐扩大范围按摩至全腹部，持续约5分钟，直到腹部发热为宜。

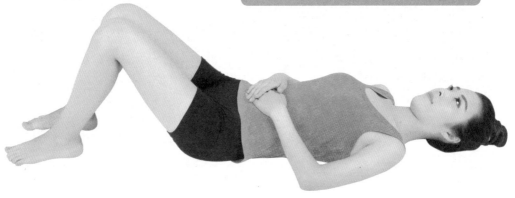

贴心叮咛

更年期无论开始早晚、历时多久，共可分为停经前期、停经期（月经停止）和停经后期（月经停止1年后），并以卵巢功能的逐渐衰退为判定标准。在更年期内，从以下3方面加强自我保健：

❶ 正确认知，稳定情绪

更年期的来临是不可逆转的自然规律，应该泰然处之。不少女性心神不安想得太多，以致人未老而心先老，徒增烦恼，尤其性格内向的女性，易于忧郁、颓丧、紧张焦虑、喜怒无常，不能如常生活，反而伤害自己，加速衰老的进程。

临近更年期的女性，如未退休，应坚守岗位，努力工作；已退休，宜积极投入社会公益活动，发挥余热。

❷ 调整饮食，适量运动

随着年龄增长，人体基础代谢逐渐下降，热量需要减少，饮食必须合理调整。否则摄取热量过多，将导致肥胖和高血脂，甚至诱发冠心病。

若以20～39岁的热量摄取为标准，则40～49岁应减少5%，50～59岁应减少10%。碳水化合物应占每天总热量的55～60%，以谷类为主，限制甜食；脂肪摄取控制在30%以下，并以植物油为主，同时应有一定比例的瘦肉、鱼类和蛋类等动物性蛋白，适当补充豆制品，多食新鲜蔬果，食盐应控制在每天5克以下。

运动不但能增加热量消耗，促进机体代谢、增强体质，且能降低血液中的胆固醇和甘油三酯，提高血液中高密度脂蛋白的含量，进而增强机体防御动脉粥样硬化的能力。

运动同时能刺激成骨细胞，使骨组织密度增加，防止骨质疏松。更年期女性平时宜坚持运动，但要量力而为，循序渐进。

❸ 注意卫生，定期检查

临近更年期，阴道黏膜缺乏女性激素的刺激和支撑，变得较薄，上皮细胞内糖原量减少，阴道酸性降低，局部抵抗力减弱，易受病菌感染，需要特别注意阴部清洁卫生。

虽然月经失调是更年期的必然现象，但也要注意其他会引起月经周期紊乱的女性疾病，特别是肿瘤。为防万一，应每隔3～6个月，进行一次妇科检查。

倘若月经周期紊乱，同时又有经量增多或经期延长现象，应及时就诊，以免失血过多，导致贫血。

尿失禁

按摩调节膀胱功能和肾气

临床表现

咳嗽、打喷嚏，或有便意时，会不自觉地漏尿，其不受控制的情况，就是尿失禁。膀胱中有控制排尿功能的肌肉，称为尿括约肌，当它因年老而功能衰退时，就会产生尿失禁，漏出少量的尿液。

造成尿失禁的因素相当多，除老化外，还包括产后未充分调养，或可能罹患膀胱炎、子宫肌瘤等疾病。

症状恶化时，尿道括约肌就会张开，让尿无法积存在膀胱中，而不断地漏出。

自我应对法

方法 1 按摩曲骨、大肠俞、太白

穴位位置

曲骨穴： 位于下腹部，耻骨正上方中央凹陷处。

大肠俞穴： 位于腰背部，在第4腰椎棘突下方，距离脊椎2指宽的外侧。

太白穴： 位于足大趾侧，在第1脚趾根部关节后方，隆起部后侧的赤白肉际处。

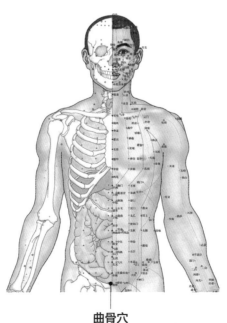

曲骨穴

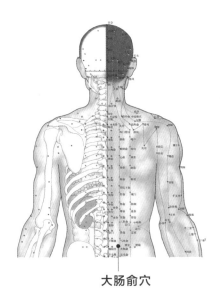

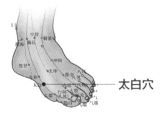

太白穴

大肠俞穴

按摩方法

1. 首先按压曲骨穴，用双手10指按压穴位，同时身体前倾进行加压。

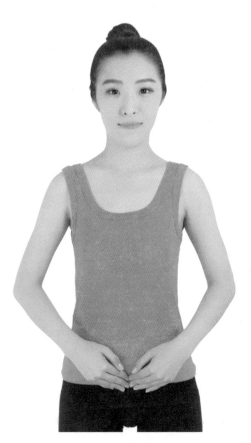

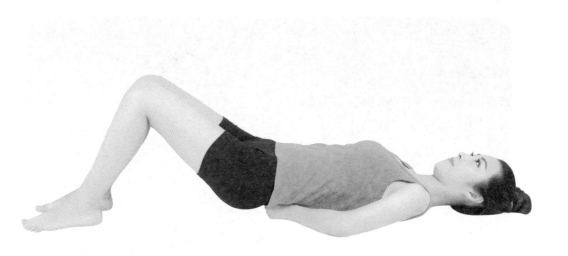

2. 按压大肠俞穴，按压时，采取仰卧姿势，屈膝，握拳插入腰部下方，使用指根部的关节按压穴位，一面抬起头部，一面把体重负荷在拳头上加压。

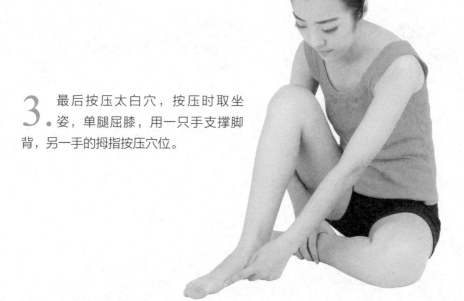

3. 最后按压太白穴，按压时取坐姿，单腿屈膝，用一只手支撑脚背，另一手的拇指按压穴位。

方法 2 按压阴廉

穴位位置

阴廉穴：位于人体的大腿内侧，在曲骨穴旁开2寸，再直下2寸处。

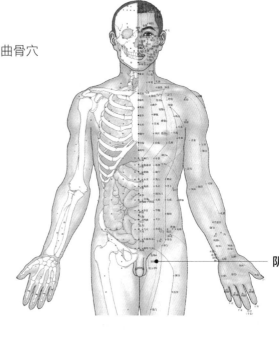

阴廉穴

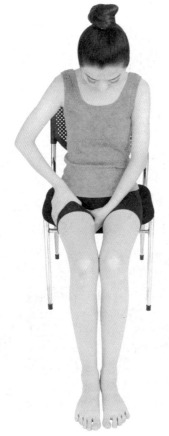

按摩方法

手法：双手拇指相叠按压阴廉穴。

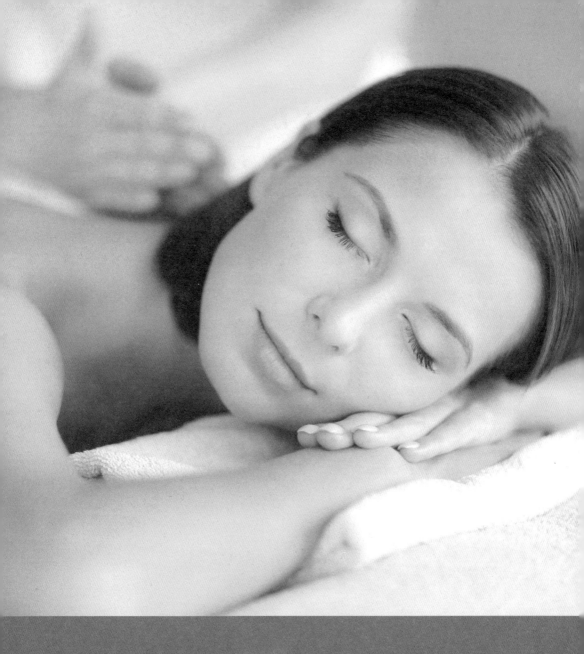

08

精神状态不好

善用穴位能安神

焦虑、压力、歇斯底里

平衡自主神经能解压

临床表现

自主神经包括交感神经和副交感神经，其作用是维持生理功能所必需的平衡。当精神疲惫，或承受异常刺激时，自主神经的平衡就会被打破，进而引起压力反应，形成精神焦虑的倾向。

当身体长期处在这种失衡的状态下，就会演变成某些具体的症状，统称为"压力症候群"。压力一旦过度，就会产生歇斯底里的倾向。这类症状都会影响到健康。

如果并发数种症状，可能会恶化成焦虑症或忧郁症。

自我应对法

按摩天柱、百会、天枢

穴位位置

天柱穴： 在后头部发际，两条斜方肌的正外侧凹陷处。

百会穴： 位于从两眉之间引至头部的中线，与两耳尖连线的交点处。

天枢穴： 位于腹部，肚脐两侧，约3指宽的位置。

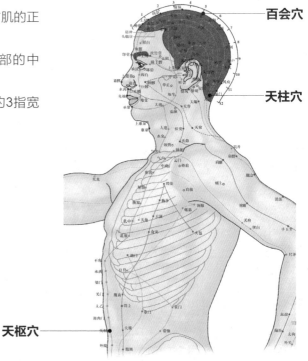

按摩方法

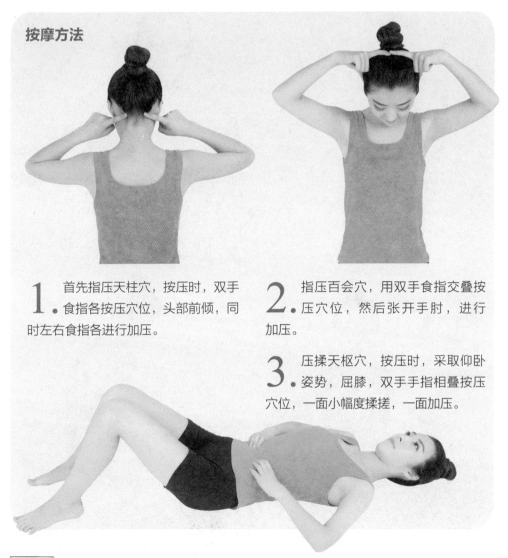

1. 首先指压天柱穴，按压时，双手食指各按压穴位，头部前倾，同时左右食指各进行加压。

2. 指压百会穴，用双手食指交叠按压穴位，然后张开手肘，进行加压。

3. 压揉天枢穴，按压时，采取仰卧姿势，屈膝，双手手指相叠按压穴位，一面小幅度揉搓，一面加压。

方法 2　**按摩涌泉、关元、巨阙、膻中**

穴位位置

涌泉穴： 位于整个脚掌的上1/3处，脚底中央稍微前方的位置，弯曲脚趾时，产生的凹陷处中央。

关元穴： 位于腹部，肚脐下方4指宽的位置。

巨阙穴： 位于胸骨下，在心窝中间处。

膻中穴： 位于前胸，在胸骨中央稍微下方的位置，即两乳头连线与胸骨的交点之处。

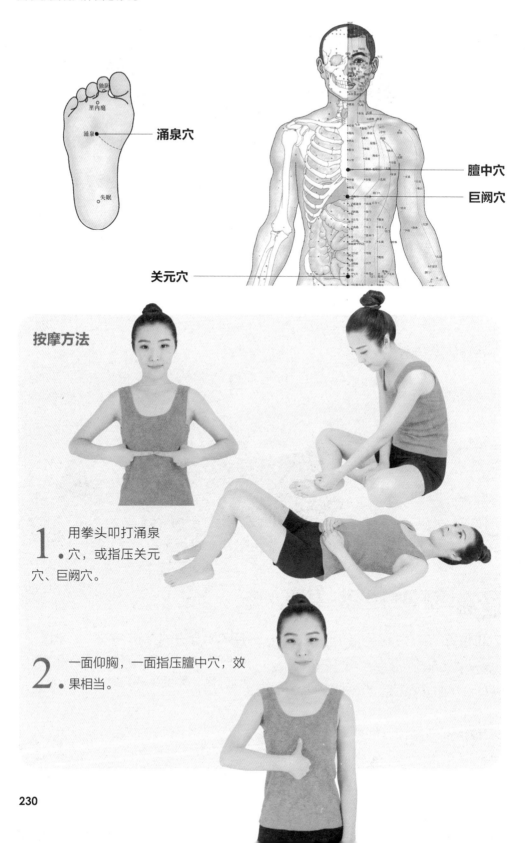

涌泉穴

膻中穴

巨阙穴

关元穴

按摩方法

1. 用拳头叩打涌泉穴，或指压关元穴、巨阙穴。

2. 一面仰胸，一面指压膻中穴，效果相当。

方法
3　**按压安眠穴**

穴位位置

安眠穴： 又叫镇静穴，位于耳后，在翳风穴与风池穴连线的中点。

翳风穴： 位在耳后乳突前下方的凹陷处，平耳垂的下缘。

风池穴： 位于耳后条索状肌肉的内侧，发际线上1寸的凹陷中。

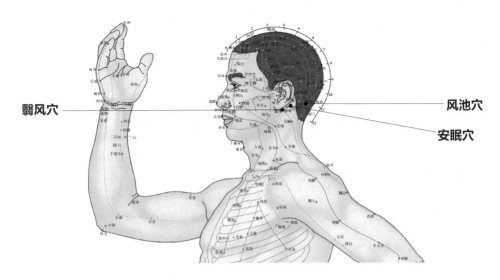

翳风穴　　　　　　　　　　　　　　　　　　风池穴

安眠穴

按摩方法

手法： 用双手食指各按压左右安眠穴，对于改善精神焦虑，也有不错的功效。

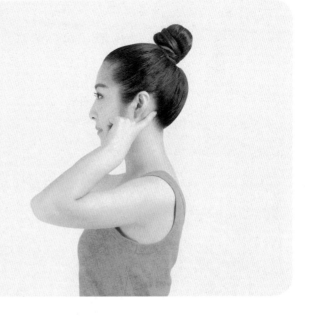

神经官能症

身累心也累，按摩可舒缓

临床表现

神经官能症是由于经常承受巨大的精神压力，或过多工作压力，而引起的持续失眠、食欲不振、注意力不集中、忧郁等精神性症状。

成因 不仅因压力等外在因素发病，也和个人的性格、生活模式，有着密切的关联。

症状 当精神方面症状恶化时，会出现脚部冰冷、麻痹，或身体闷痛、痉挛等症状，进而陷入神经官能症的身心症状态。

身心症若持续过久，会演变成精神崩溃的状态，必须及早接受治疗。

自我应对法

方法 1 按摩天柱、膏肓、涌泉

穴位位置

天柱穴： 位于后头部发际，在两条斜方肌的正外侧凹陷之处。

膏肓穴： 位于第4胸椎棘突的下方，距离脊椎4指（从食指到小指）宽的外侧。

涌泉穴： 位在整个脚掌的上1／3处，脚底中央稍微前方的位置，弯曲脚趾时，产生的凹陷处中央。

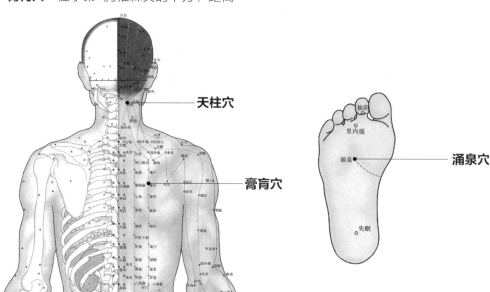

天柱穴

膏肓穴

涌泉穴

按摩方法

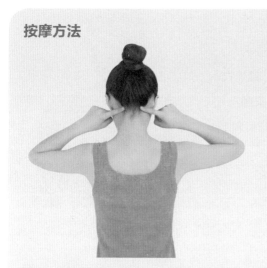

1. 首先指压天柱穴，按压时，双手食指各按压穴位，头部前倾时，左右食指各进行加压。

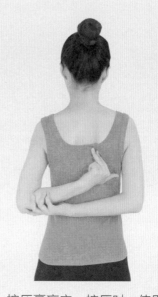

2. 按压膏肓穴，按压时，使用一手手指按压对侧穴位，使用另一手的手掌，将手肘从下往上推高，同时进行加压，另一侧也相同。

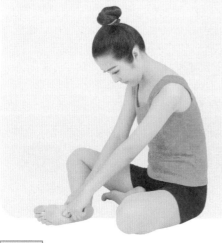

3. 最后压揉涌泉穴，按压时采取坐姿，双脚伸直，一脚放在另一脚膝盖上，用一只手支撑脚背，另一手的食指以直角按压穴位，进行小幅度压揉。

方法
2 **按压劳宫、巨阙、安眠穴**

穴位位置

劳宫穴： 位在手掌侧，第2、3掌骨之间，握拳时，中指指尖下即是该穴。

巨阙穴： 位于胸骨下，在心窝中间处。

安眠穴： 又称"镇静穴"，位于耳后，在翳风穴与风池穴连线的中点。

翳风穴： 在耳后乳突前下方的凹陷处，平耳垂的下缘。

风池穴： 位于耳后条索状肌肉的内侧，发际线上1寸的凹陷中。

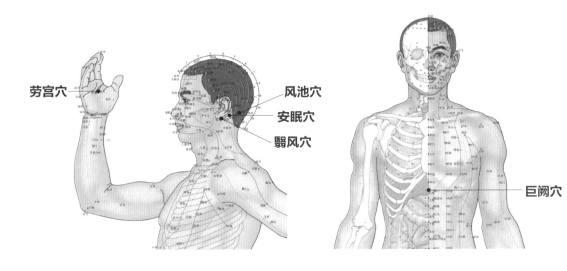

劳宫穴

风池穴

安眠穴

翳风穴

巨阙穴

按摩方法

用手指依次按摩各个穴位。

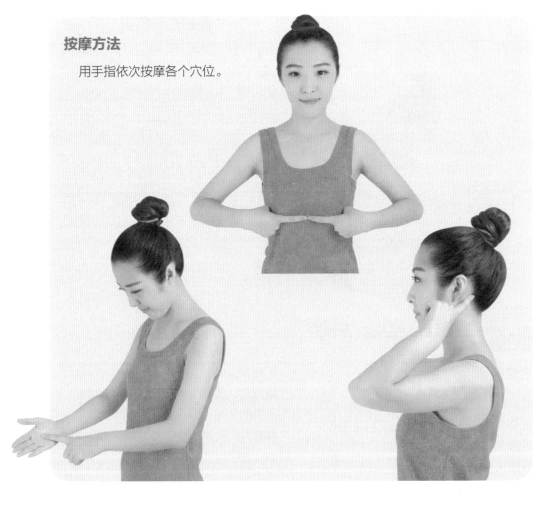

自主神经失调

增强体质，改善环境最重要

临床表现

自主神经失调是指交感神经和副交感神经丧失平衡所引起的症状。

身体借交感神经以及副交感神经功能的平衡，来维护所有生理机能，保持正常运作。

但是，当身体受到某些刺激，致使自主神经丧失平衡时，即会引起心悸、生理异常等症状。症状因人而异，统称为自主神经失调。

虽然这类症状也可能归因于体质因素，然而多半是长时间承受过大的精神压力所致。

自我应对法

方法 1 按摩百会、印堂、关元

穴位位置

百会穴： 位于从两眉之间引至头部的中线，与两耳尖连线的交点处。

印堂穴： 两眉之间，对准鼻尖处取穴。

关元穴： 位于肚脐下方，4指宽的位置。

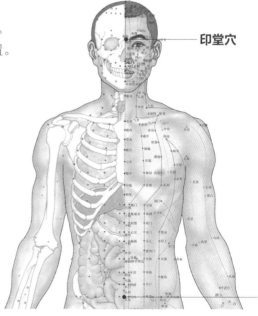

印堂穴

关元穴

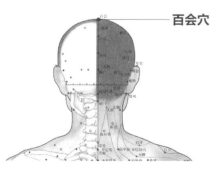

百会穴

按摩方法

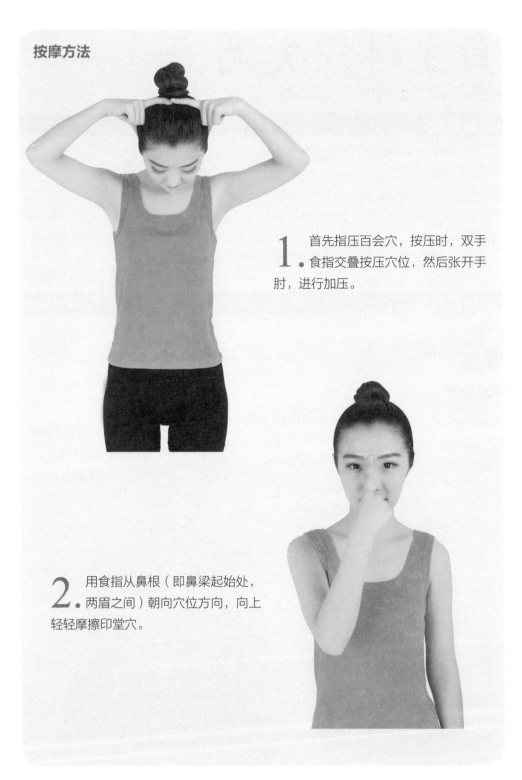

1. 首先指压百会穴，按压时，双手食指交叠按压穴位，然后张开手肘，进行加压。

2. 用食指从鼻根（即鼻梁起始处，两眉之间）朝向穴位方向，向上轻轻摩擦印堂穴。

3. 最后按压关元穴，按压时采取仰卧姿势，屈膝，双手10指相叠按压穴位，一面小幅度揉搓，一面加压。

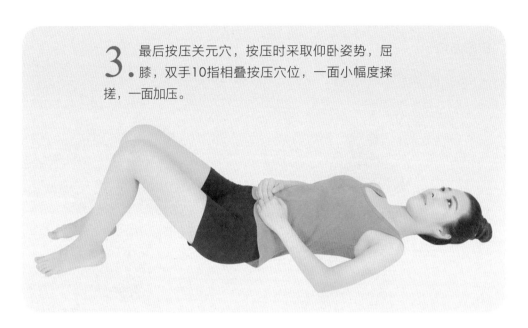

穴位位置

行间穴： 位在足背，足大脚趾与次趾趾缝纹尖端。

少府穴： 位在手的掌侧，第4、5掌骨之间，握拳时，小指指尖自然弯曲后，所触及的手掌处。

肾俞穴： 位于腰背部，第2腰椎棘突下方，距离脊椎2指宽的外侧，与肚脐同高。

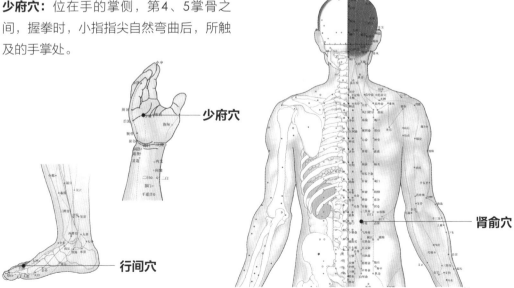

少府穴

行间穴

肾俞穴

按摩方法

先用工具点按行间和少府，随后躺下用手背的力量按压肾俞。

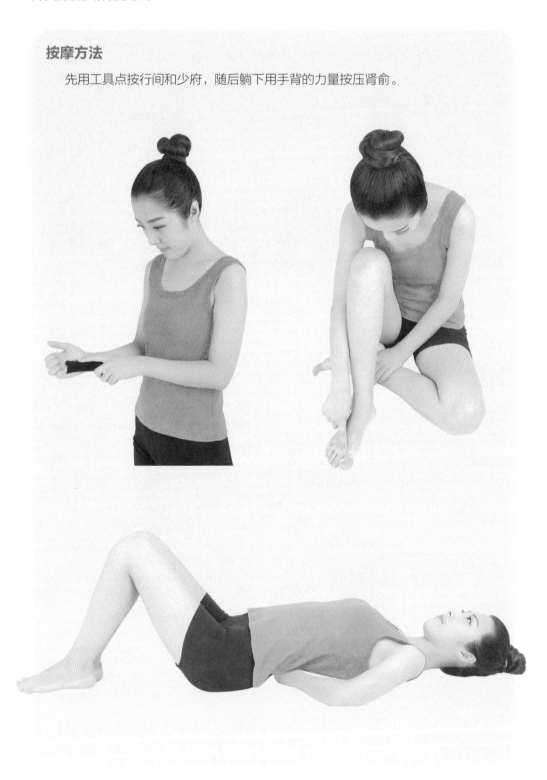

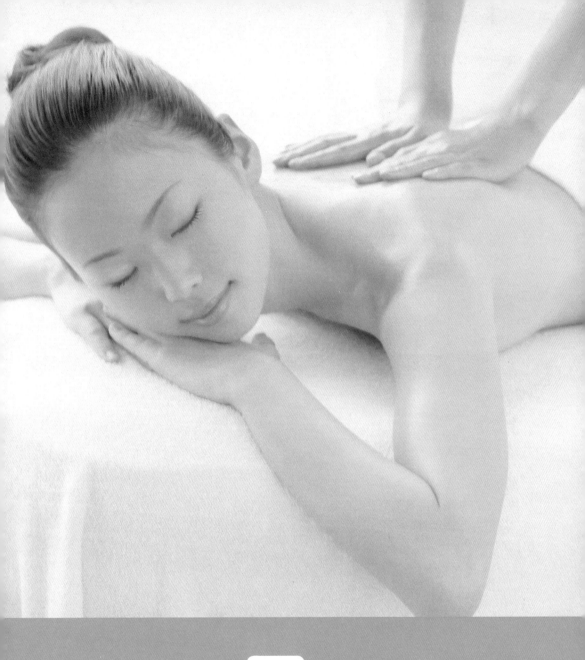

09

亚健康状态

80%的人，身体都有待修复

入睡困难、浅眠
一夜好眠的强效穴位——安眠穴

入睡困难、浅眠都属于失眠的自觉症状，通常人们不必太过担心。但经常性或长期失眠，则会对生活造成压力。

如果长期失眠，脑细胞无法得到充分休息，严重时甚至还可能影响寿命，因此，失眠症状一定要尽快改善。

但若太过在意难以入睡、浅眠等情况时，失眠的症状反而会加剧。因而一定要尽量放松心情，不要太过紧张。

失眠的主要原因，是由于脑神经过于亢奋，借由经穴疗法可抑制神经亢奋，帮助入睡。

自我应对法

按摩膻中、巨阙、涌泉

穴位位置

膻中穴：位于前胸，胸骨中央稍微下方的位置，在正常体型者的两乳头连线，与身体前正中线连线的交点处。

巨阙穴：位于胸骨下，在心窝中间处。

涌泉穴：在整个脚掌的上 1/3 处，脚底中央稍微前方的位置，弯曲脚趾时，产生的凹陷处中央。

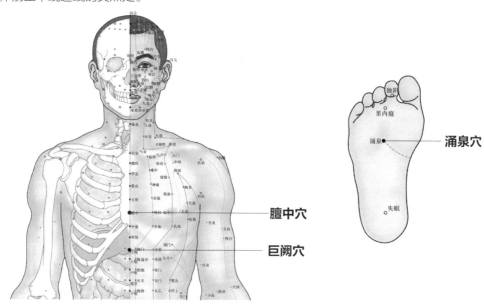

膻中穴

巨阙穴

涌泉穴

按摩方法

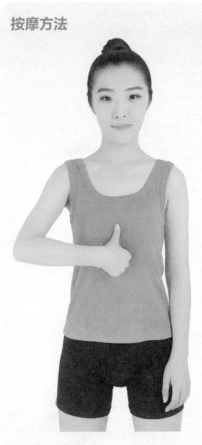

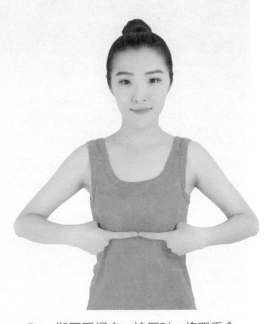

2. 指压巨阙穴，按压时，将双手食指相叠按压穴位，一面前倾，一面进行指压。

1. 先指压膻中穴，一面仰胸，一面进行加压，且边吸气边仰胸，吐气时，恢复原来姿势。

3. 最后按压涌泉穴，按压时，取坐姿，双脚伸直，一脚放在另一脚膝盖上，用一只手支撑脚背，另一手的指关节以直角按压穴位，进行小幅度压揉。

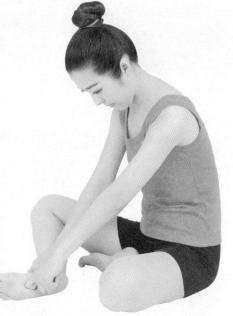

方法 2 指压天柱、膈俞、太白

穴位位置

太白穴：位于足大趾侧，在第 1 脚趾趾根部，关节后方的隆起部后侧。

天柱穴：位于头部后发际，在两条斜方肌的正外侧凹陷之处。

膈俞穴：位于后背，肩胛骨下角水平位置的第 7 胸椎棘突下方，距离脊椎 2 指宽的外侧。

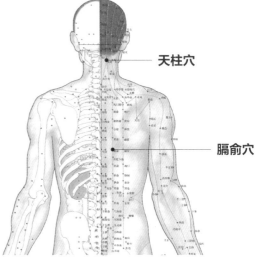

天柱穴

膈俞穴

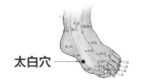

太白穴

按摩方法

依次按压各个穴位。

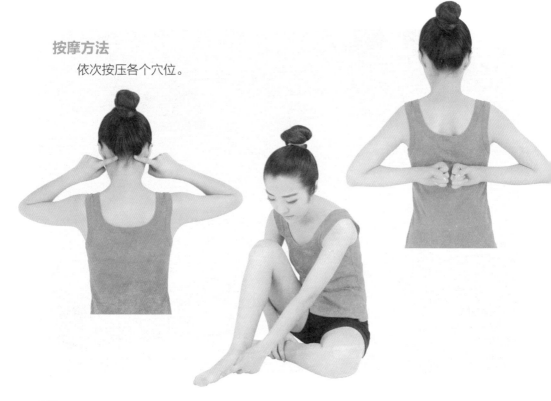

方法	
3	**按压强效穴位：安眠穴**

❶ 穴位位置

安眠穴： 又叫"镇静穴"，位于耳后，在翳风穴与风池穴连线的中点。简易取穴法:

当颈部肌肉隆起外缘的凹陷，与胸锁乳肌停止部，乳突下凹陷连线之中点取穴。

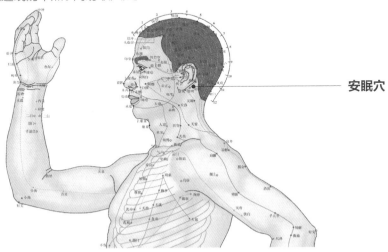

安眠穴

❷ 按摩方法

手法：用双手食指各按压左右侧的安眠穴，对改善入睡困难、浅眠，有极佳的效果。

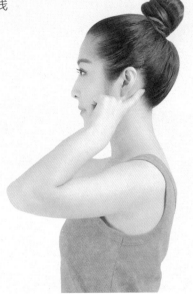

嗜睡

让交感、副交感神经切换顺畅，清醒头脑

临床表现

睡觉时，身体由副交感神经所支配；睡醒时，则改由交感神经主导。由于两者切换功能不顺畅，因而会耗费许多时间，仍无法睡醒。

此时，需要由外界给予刺激，让细胞活化，即能切换成由交感神经支配，头脑才能清醒。

自我应对法

方法 1 **按摩合谷、上眼窝点、足通谷、膻中**

穴位位置

合谷穴： 位于拇指和食指相连的虎口部位，靠近食指骨头的一侧。当拇指和食指并拢时，凸起肌肉的高点处。

上眼窝点： 眼窝上缘中央凹陷。

足通谷穴： 位在足小趾侧，在跖趾关节前缘的赤白肉际处。

膻中穴： 位于前胸，胸骨中央稍微下方的位置，在两乳头连线，与身体前正中线的交点处。

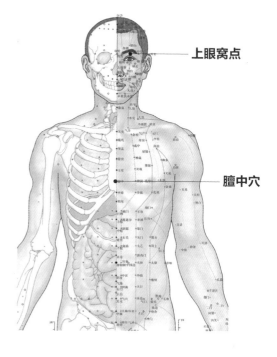

上眼窝点

膻中穴

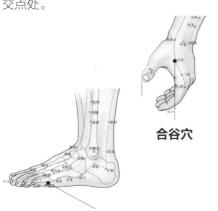

合谷穴

足通谷穴

按摩方法

1. 先按压合谷穴，按压时，使用拇指按压对侧的穴位，朝向食指侧加压，另一侧也同法进行。

2. 使用双手食指按压上眼窝点，或指压足通谷穴、膻中穴，效果相当。

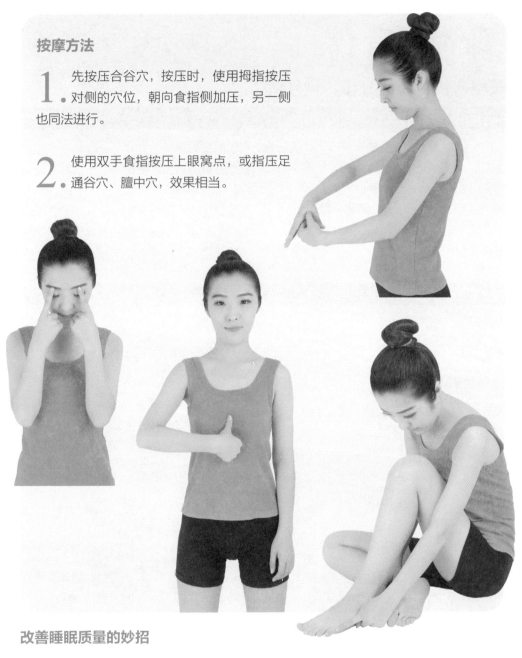

改善睡眠质量的妙招

❶ 养成定时作息、规律运动的习惯。

❷ 床软硬适中，房间温度、亮度适宜且安静。

❸ 睡前2小时，不宜大量进食。

❹ 睡前放松心情。

❺ 善用合谷、上眼窝点、膻中等助眠穴位。

身体困倦

按摩穴位、唤醒身体，恢复活力

临床表现

一般身体困倦的症状，多由全身疲劳所引起，只要经过充分的休养，就能消除疲劳、恢复活力，不需担心。

但若身体长期处在困倦、疲劳的状态，则有可能是精神疲劳，或内脏疾病，必须多加留意。一般多认为是肝脏、肾脏等疾病所导致。

症状 除困倦外，伴随有恶心、食欲不振、浮肿。

缓解对策 除了治疗内脏疾病外，更需提升内脏机能。可采用经穴按摩疗法，配合本书【附录】的导引动作，效果更佳。

自我应对法

方法 1 按摩涌泉、肾俞、足三里

穴位位置

涌泉穴： 位在整个脚掌的上1/3处，脚底中央稍微前方的位置，弯曲脚趾时，产生的凹陷处中央。

肾俞穴： 位于腰背部，第2腰椎棘突下方，距离脊椎2指宽的外侧，与肚脐同高。

足三里穴： 位在膝盖骨外侧凹陷处（犊鼻穴），直下3寸（约4横指），小腿胫骨外侧1横指处。

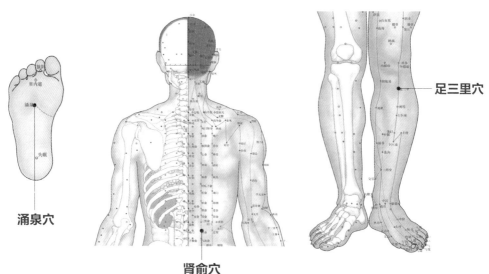

涌泉穴

肾俞穴

足三里穴

按摩方法

1. 按压涌泉穴，按压时采坐姿，用另一手的食指关节以直角按压穴位，进行小幅度压揉。

2. 按压肾俞穴，按压时采取仰卧姿势，屈膝，握拳插入腰部下方，使用指根部的关节按压穴位，一面抬起头部，一面把体重负荷在拳头上加压。

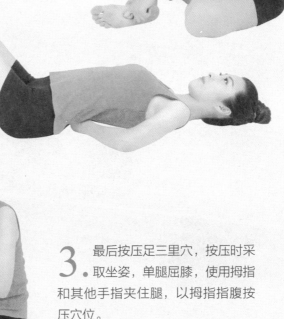

3. 最后按压足三里穴，按压时采取坐姿，单腿屈膝，使用拇指和其他手指夹住腿，以拇指指腹按压穴位。

方法 **2**

按压关元、肩井、天柱

穴位位置

关元穴： 位在肚脐下方，4指宽的位置。

肩井穴： 位于肩膀肌肉凸起处（肩膀中央），亦即大椎穴与肩峰穴连线的中点处。

天柱穴： 位于后头部发际，即在2条斜方肌的正外侧凹陷之处。

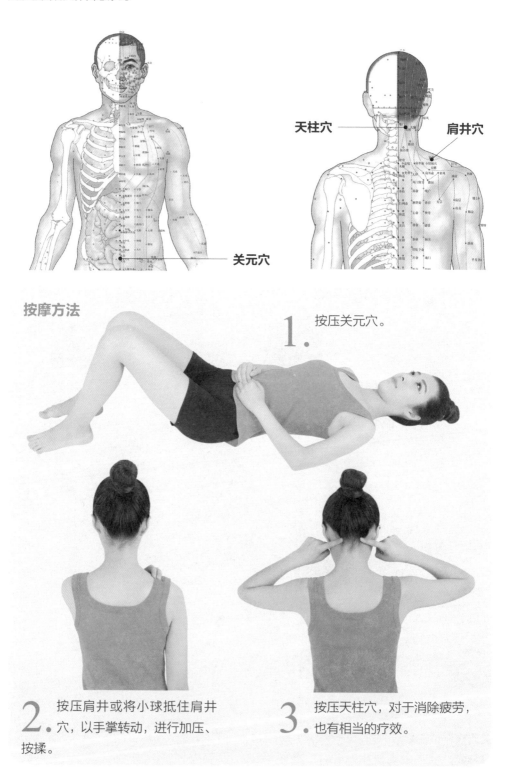

天柱穴　　　　　　　　　　　肩井穴

关元穴

按摩方法

1. 按压关元穴。

2. 按压肩井或将小球抵住肩井穴，以手掌转动，进行加压、按揉。

3. 按压天柱穴，对于消除疲劳，也有相当的疗效。

精力减退
按摩、运动、导引三管齐下

临床表现

　　缺乏精力、精力减退，是全身气力不足的表现之一。有时还会出现注意力无法集中、心情郁闷、全身懒洋洋等症状。

　　在此状态下，性功能也可能减弱，因为食欲、性欲都是身体最基本的本能。

　　要达到提高精力的目的，最重要的是充实气力、体力、活力。光靠经穴按摩是不够的，最好能配合适度的运动，如经常练习本书【附录】的导引动作，既省力又有效。

自我应对法

 方法 1　**按摩关元、肾俞、足五里**

穴位位置

关元穴： 位于肚脐下方，4指宽的位置。
肾俞穴： 位于腰背部，第2腰椎棘突下方，距离脊椎2指宽的外侧，与肚脐同高。

足五里穴： 位于大腿内侧的上部，在大腿腹股沟动脉搏动处，下方约4指宽处。

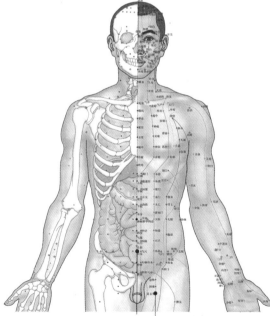

关元穴　足五里穴

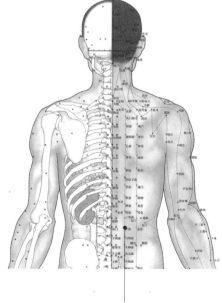

肾俞穴

按摩方法

1. 按压关元穴，按压时采取仰卧姿势，屈膝，双手10指相叠按压穴位，一面小幅度揉搓，一面加压。

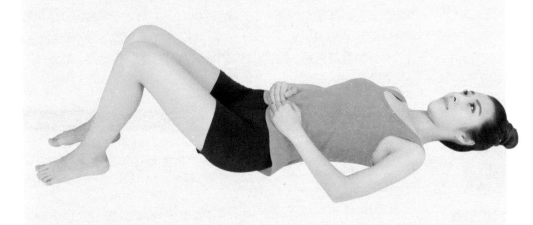

2. 按压肾俞穴，按压时采取仰卧姿势，屈膝，握拳插入腰部下方，使用指根部的关节按压穴位，一面抬起头部，一面把体重负荷在拳头上加压。

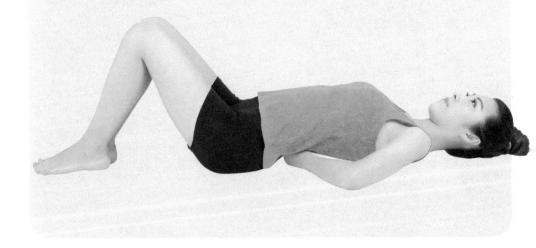

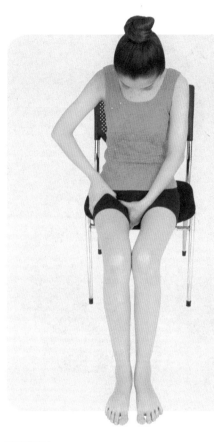

3. 最后指压足五里穴，
按压时，采取坐姿，
用双手的拇指按压穴位。

| 方法
2 | **温热次髎，或揉搓涌泉** |

穴位位置

次髎穴： 位在臀部骶骨的第 2 后孔中。

涌泉穴： 位在整个脚掌的上 1 / 3 处，脚底中央稍微前方的位置，弯曲脚趾时，产生的凹陷处中央。

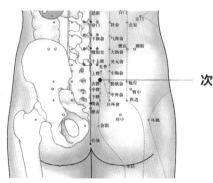

次髎穴

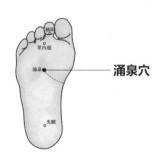

涌泉穴

按摩方法

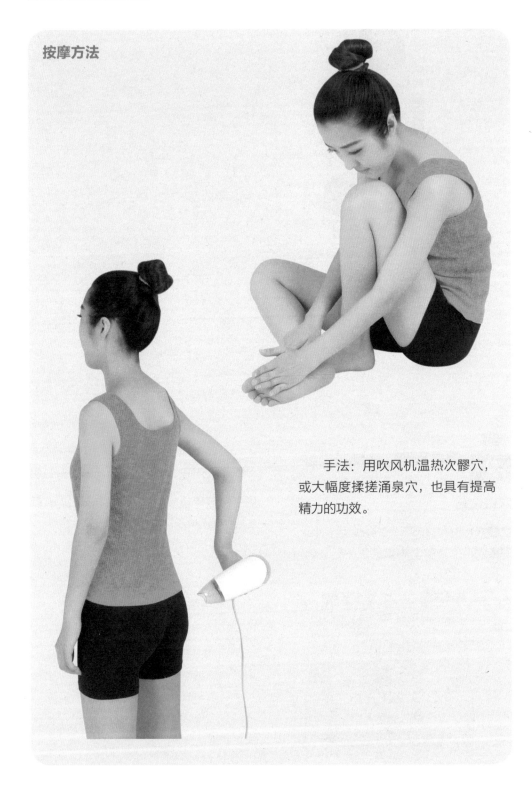

手法：用吹风机温热次髎穴，或大幅度揉搓涌泉穴，也具有提高精力的功效。

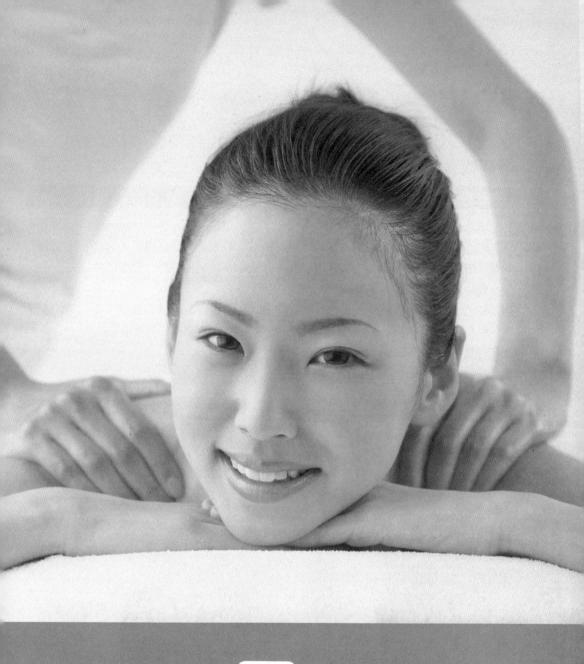

10

美容

常按"美容穴"，窈窕美丽自然来

瘦身、消脂

节制饮食 + 适度运动 + 按压穴位

临床表现

保持标准体重是维持健康的重要因素。但随着年龄渐长，不论男女，体重逐渐增加的例子却不计其数。

究其原因，是因为人体的新陈代谢会随年龄的增长而降低。若年纪增长后，仍然保持和过去相同的食量，则摄取能量和消耗能量之间将会失去平衡，多余的热量就会积存成脂肪，引起肥胖。

过度肥胖，容易引起糖尿病、动脉硬化、高血压和心脏病等。因此，维持能量摄取和消耗的平衡，消除多余脂肪变得相当重要。

通过节制饮食、适度运动，同时施行经穴疗法，将能获得极佳的改善效果。

自我应对法

按摩肩井、天枢、大肠俞

穴位位置

肩井穴： 位于肩膀肌肉凸起处（肩膀中央），即大椎穴与肩峰穴连线的中点。

天枢穴： 位于肚脐两侧，约3指宽的位置。

大肠俞穴： 位于背部第4腰椎棘突下方，左右腰骨（髂骨）上端的连接线，距离脊椎2指宽的外侧。

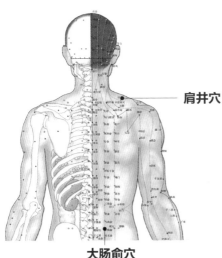

肩井穴

大肠俞穴

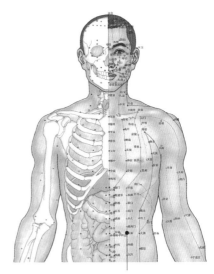

天枢穴

按摩方法

1. 首先按压肩井穴，按压时，手指按压对侧经穴。若觉力度不够可使用另一手的手掌，将手肘从下往上推高，一面将颈部向对侧弯曲，一面进行指压，另一侧也相同。

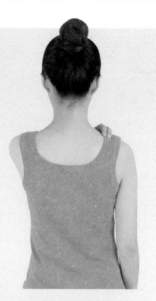

2. 压揉天枢穴，按压时，采取仰卧姿势，屈膝，双手 10 指相叠按压穴位，一面小幅度揉搓，一面加压，另一侧同法进行。

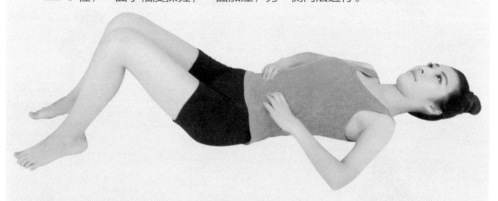

3. 最后按压大肠俞穴，按压时采取仰卧姿势，屈膝，握拳插入腰部下方，使用指根部的关节按压穴位，一面抬起头部，一面把体重负荷在拳头上加压。

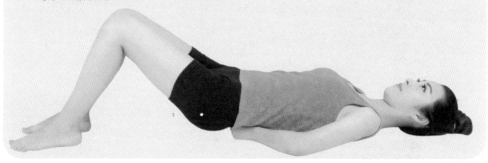

方法 2 按压手三里、足三里

穴位位置

手三里穴： 位在肘横纹外侧端，曲池穴下2寸。

足三里穴： 位于膝盖骨外侧凹陷处（犊鼻穴）直下3寸，小腿胫骨外侧1横指处。

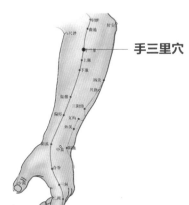

手三里穴

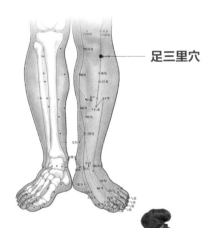

足三里穴

按摩方法

1. 用食指点手三里穴，或双手交叉环抱，使用双手中指，各按压手三里穴。

2. 以拇指按压足三里穴，效果相当。

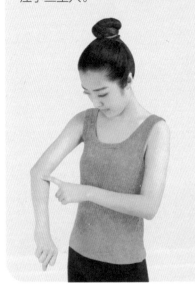

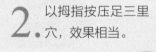

"三里"之名的由来

"里"为寸，此处的寸指"同身寸"，即拇指横宽、中指中节长为1寸，或手指并拢，大拇指外4指的宽度为3寸。如足三里即指位于膝盖下3寸处。

褐斑、雀斑、青春痘

调整气血，让脸部皮肤白净

黑色素沉淀形成斑

褐斑或雀斑都是由于黑色素沉淀所造成，通常在夏天会因为紫外线的辐射过强而加重，更容易引起色素沉淀。

除了紫外线外，有时化妆品中添加的香料，生活中的压力、焦虑等因素，也会刺激皮肤，引起褐斑、雀斑。

而当罹患肝脏疾病时，因微血管的出血倾向提高，也会出现色素沉着。在这种情况下，还将伴随恶心、厌食等症状。

内分泌失调导致青春痘

青春痘是一种发生于毛囊皮脂腺的慢性皮肤病，常发生在脸部、前胸、背部等皮脂腺分布较多之处。

好发年龄 青春期的男女。

原因 主要由于内分泌失调、细菌感染所引起。

缓解对策 经穴按摩能调理全身气血运行，使身体机能好转，对精神紧张、内分泌失调引起的色斑、痤疮，具有改善作用。

自我应对法

 方法 1 **按摩曲泉、肓俞、水泉**

穴位位置

曲泉穴：位于小腿膝关节内侧，屈膝时，膝关节横纹内侧端上方的凹陷处。

肓俞穴：位于腹部，在距离肚脐两侧，各约 1/2 拇指宽的位置。

水泉穴：位于内脚踝和跟腱之间的太溪穴下 1 寸的凹陷之处。

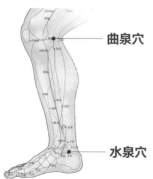

曲泉穴

水泉穴

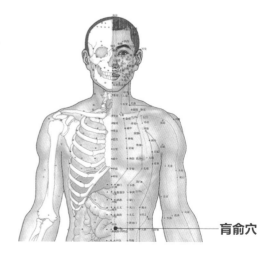

肓俞穴

按摩方法

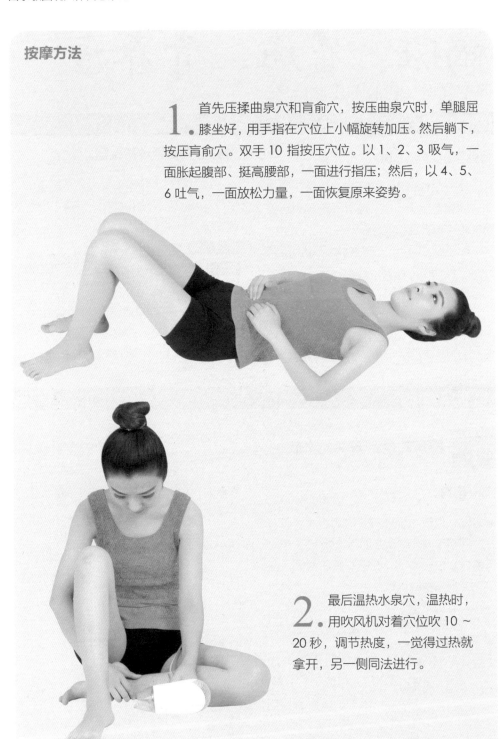

1. 首先压揉曲泉穴和肓俞穴，按压曲泉穴时，单腿屈膝坐好，用手指在穴位上小幅旋转加压。然后躺下，按压肓俞穴。双手 10 指按压穴位。以 1、2、3 吸气，一面胀起腹部、挺高腰部，一面进行指压；然后，以 4、5、6 吐气，一面放松力量，一面恢复原来姿势。

2. 最后温热水泉穴，温热时，用吹风机对着穴位吹 10 ~ 20 秒，调节热度，一觉得过热就拿开，另一侧同法进行。

方法 2	**按压曲池、完骨**

穴位位置

曲池穴： 位在肘横纹外侧端，屈肘，在尺泽穴与肱骨外上髁连线中点。当弯曲手臂

时，会产生一条横纹，在横纹的外侧端。

完骨穴： 位在耳后乳突缘端，往上1拇指宽，靠后头部。

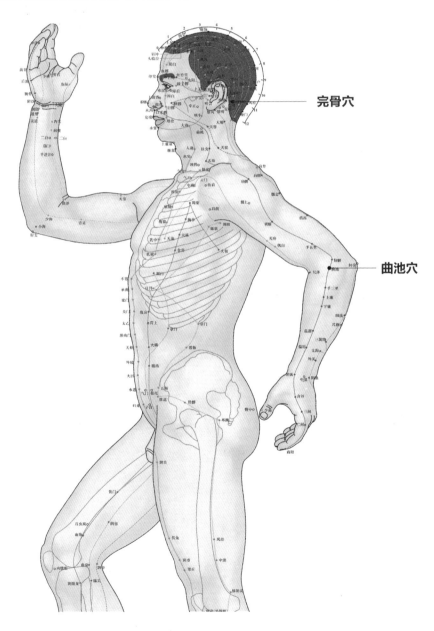

完骨穴

曲池穴

按摩方法

手法：双手环抱按压曲池穴，或用拇指按压完骨穴。

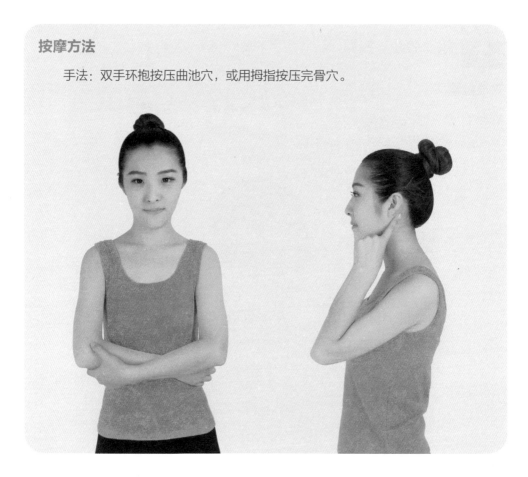

方法

3 刷子按摩

手法：使用沐浴用的刷子，从手臂外侧的手腕到肩膀为止，小幅度地加以按摩。

雪肌美人必做的日常保养

❶ 适度清洁脸部。

❷ 依肤质及环境需求，选择合适化妆水。

❸ 使用深层美白保养品。

❹ 定期敷美白面膜。

❺ 不抽烟、不熬夜。

❻ 加强防晒。

青春痘的改善方法

❶ 洗脸方式正确。

❷ 卸妆彻底。

❸ 忌高油、高脂肪及辛辣食物。

❹ 多喝水、多吃蔬果。

❺ 避免不清洁的手乱摸脸部。

掉发、斑秃

按摩穴位让乌发再现

正常人平均每天脱发 50 根左右，这属于正常的新陈代谢。每天脱落的头发和新生发量大致相同，发量不会因而变少。

认识病理性脱发

若脱发数量超过 50 根，且发量比以前明显减少，即为病理性脱发。如果平时脱发不多，但头发生长非常缓慢，发量渐稀，同属病理性脱发。

脱发、白发、斑秃等病，以"发病率高"为特点，已成为大多数中年人的困扰。

剖析掉发原因

掉头发有些是体质因素，有些则是因为激素分泌失调，或毛发根部营养不足。

经常保持头皮清洁、进行头部按摩，刺激头皮、活化毛根，即能有效改善掉发的现象。

精神状态与掉头发也有极大关系，此时最重要的就是舒解精神压力。

压力过大产生"鬼剃头"

长期承受过大压力，有可能会产生圆形脱发症。圆形脱发症又称"斑秃""鬼剃头"，常常突然发生，大多数人没有任何自觉症状，常是别人无意中发现，或理发时才被告知。

这种斑秃多数为圆形或椭圆形，边缘整齐，当斑秃较多时，其分界则极不明显。斑秃刚出现时，斑块较小，直径 1 ~ 2 厘米，有可能会逐渐扩大。

神经质者是脱发症的高危险群

圆形脱发症常发生于神经质的人，或过度要求完美者。这是由于压力导致头皮、毛根的代谢机能下降。

多数人在置之不理的情况下，也能自然痊愈。但也有人因掉头发而产生巨大心理压力，进而引发其他症状。

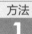
方法 1 按摩百会、完骨、中府

穴位位置

百会穴： 位在头顶部，从两眉之间引至头部的中线，与两耳尖连线的交点处。

完骨穴： 耳后乳突缘端，往上 1 拇指宽，靠后头部。

中府穴： 在前胸部，位于锁骨外端下方的凹陷处，向下约 1 拇指宽的位置。

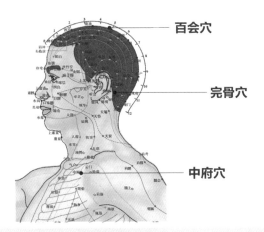

百会穴

完骨穴

中府穴

按摩方法

1. 先指压百会穴，按压时，双手食指交叠按压经穴，然后张开手肘，进行加压。

2. 按压完骨穴，一面双手食指各按穴位，一面将手肘朝同方向弯曲，食指同时推高，重复进行 5 ~ 6 次。

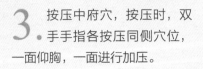

3. 按压中府穴，按压时，双手手指各按压同侧穴位，一面仰胸，一面进行加压。

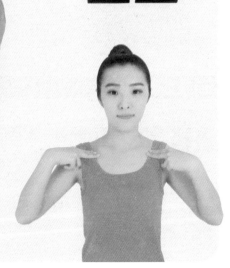

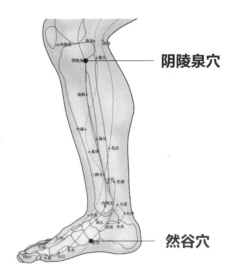

阴陵泉穴

然谷穴

<table>
<tr><td>方法
2</td><td>**按压阴陵泉、然谷**</td></tr>
</table>

穴位位置

阴陵泉穴：位在小腿内侧，用手指从内脚踝往上，朝胫骨内侧滑动时，感觉膝盖下方的大骨头之处，胫骨内侧髁后下缘凹陷处。

然谷穴：位于足内侧缘，在足舟骨粗隆下方的赤白肉际之处。

按摩方法

1. 取坐姿，双手拇指各按压对侧阴陵泉穴，身体同时前倾加压；或按压然谷穴。

2. 也可使用指尖叩打、轻擦整个头部，都有疗效。

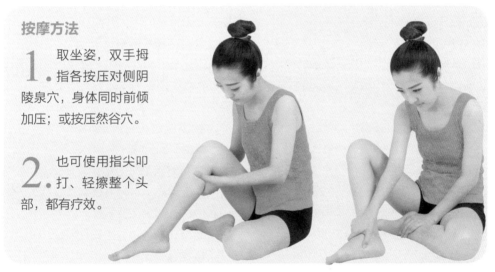

秃发的预后

一般掉发、脱发病情轻者，预后较佳，病人可逐渐或迅速长出黄白色纤细柔软的毳毛（注①），之后逐渐粗黑，最终恢复正常。

一般来说，枕部 1 ～ 2 片斑秃者，或病情无明显加重者，容易自愈；反之，脱发严重者则预后较差。

发生于儿童的全秃者，较难恢复，但也有经过 20~30 年而自行恢复的个案。约半数病例会复发，尤其以儿童居多，也易发展为全秃。

注① 毳毛
　　毳指的是毛发。医学上专门有"毳毛"一词，指人体表面除头发、阴毛、腋毛外，其他部位生的细毛，俗称"寒毛"。

注意事项

❶ 生活规律：生活作息应有规律，日常生活中尽量保持情绪稳定，忌焦躁、忧虑；同时睡眠充足，忌疲劳过度。

❷ 忌强碱性洗发精：斑秃患者头皮最忌强碱性洗发精，根据长期的观察及实验证明，洗发精中的强碱性物质，对毛囊损害极大，会加速毛囊萎缩，洗发时应避免使用。

❸ 尽早治疗：斑秃宜及早治疗。错失治疗时机，不仅增加治愈难度，还会增加复发概率。

预防脱发的十大守则

❶ 选用黄杨木梳和猪鬃头刷

禁用塑料制的梳子、头刷，因塑料制品易产生静电，会为头发和头皮带来不良刺激。建议选用黄杨木梳和猪鬃头刷，既能去除头屑，增加头发光泽，又能按摩头皮，具有促进血液循环的效果。

❷ 适时洗发、按摩

最好2～5天洗发一次。洗发的同时，边轻搓边按摩，既能保持头皮清洁，又能促进头皮血液循环。

❸ 选用无酸性天然洗发精

勿使用脱脂性强的或碱性洗发精，因其脱脂性和脱水性均强，易使头发干燥，头皮坏死。建议选用对头皮和头发无刺激性的无酸性天然洗发精，或根据个人的发质，选择合适的洗发产品。

❹ 戒烟

抽烟会使头皮的毛细管收缩，进而影响头发的发育生长。

❺ 节制饮酒

白酒，特别是加热的白酒，会使头皮产生热气和湿气，引起脱发，即使是啤酒、葡萄酒，也应适量饮用。由于酒精需要在肝脏进行代谢，建议每周至少停止饮酒2日，让肝脏"休息"。

❻ 舒解精神压力

精神状态长期不稳定、每天焦虑不安会导致脱发。压抑的程度越深，脱发的速度也越快。经常深呼吸、散步、做体操，可帮助消除精神疲劳。对女性来说，生活忙碌而又保持适当的运动量，头发会光彩乌黑，充满生命力；男性则相反，生活越紧张，工作越忙碌，脱发的概率越高。

❼ 减少整烫频率

吹风机吹出的热风，温度可高达摄氏100度，会破坏毛发组织，损伤头皮，要避免频繁使用吹风机。烫发次数也不宜过多，烫发液对头发的影响较大，次数过多，会使头发元气大伤。

❽ 多吃蔬果防便秘

多吃谷物、水果。蔬菜摄取减少，易引起便秘，影响头发质量；罹患痔疮，则会加速脱发。

❾ 空调适度

空调的暖风和冷风，都可成为脱发和白发的原因，空气过于干燥或湿度过大，对护发皆不利。

❿ 加强帽子、头盔通风性

头发不耐闷热，经常戴帽子、头盔的人，头发长时间不透气。尤其是发际处，受帽子或头盔压迫的毛孔肌肉易松弛，引起脱发。应加强帽子、头盔的通风性，如垫上空心帽衬，或增加小孔，防止脱发的发生。

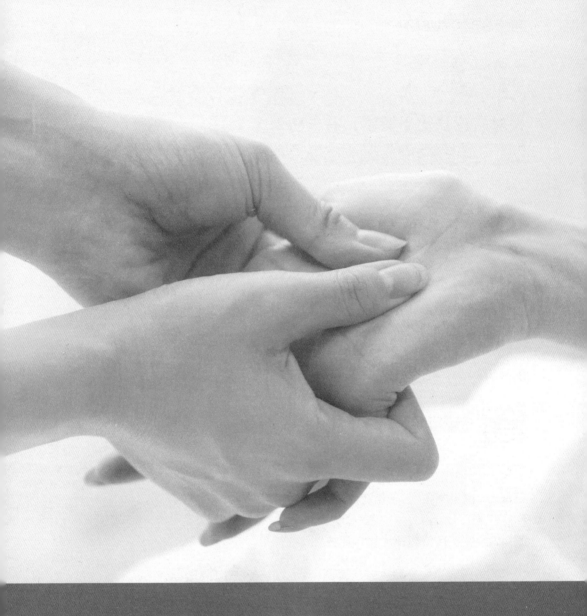

11

晕酒、宿醉、打嗝

小毛病麻烦大，穴位疗法最见效

晕车

按对穴位强化平衡感，有效防晕车

临床表现

晕车是指身体失去平衡感的状态，这和内耳的"半规管"有关。

半规管中，有支配平衡感觉的中枢，而存在于此的淋巴，也会随着身体的倾斜而移动，借由这样的刺激作用，身体才能保持平衡。

像这般对应地心引力，让身体保持垂直状态的反射，称为"姿势反射"。在搭乘交通工具时，也是通过这种反射发挥作用，使人们不会发生晕车现象。

但有的人，在搭乘交通工具一段时间后，由于姿势无法平衡，内耳的调节功能失常，因而出现平衡失调，觉得不舒服，有头痛、恶心的症状。

经穴疗法能加强神经机能，具有防止晕车的作用。

自我应对法

方法 1 按摩筑宾、翳风、头窍阴

穴位位置

筑宾穴：位于内踝上方 7 指宽，在胫骨的正后方。

翳风穴：位于耳垂后侧，颚骨后方凹陷处。简易取穴法：将耳垂向耳后方按下，在耳垂下缘的凹陷处。

头窍阴穴：位于耳孔高度，从耳后侧，稍微靠近后头部凹陷处。

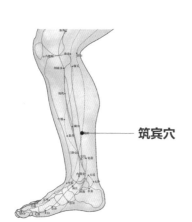

筑宾穴

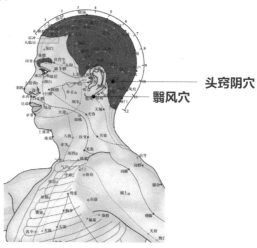

头窍阴穴

翳风穴

按摩方法

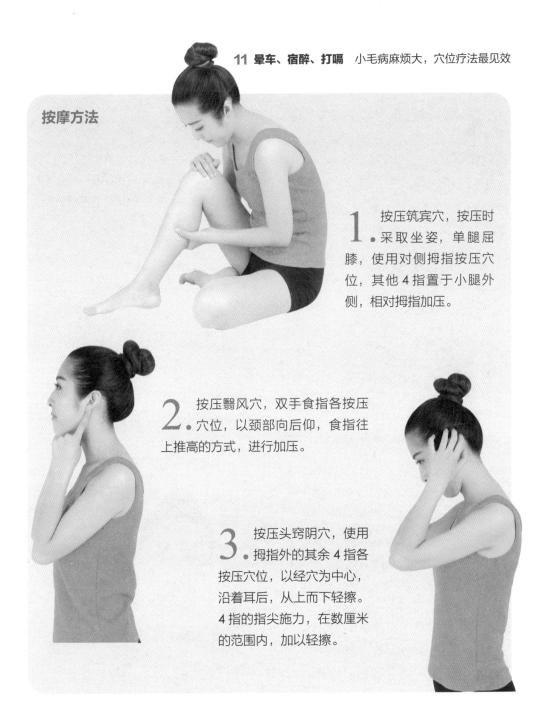

1. 按压筑宾穴，按压时采取坐姿，单腿屈膝，使用对侧拇指按压穴位，其他 4 指置于小腿外侧，相对拇指加压。

2. 按压翳风穴，双手食指各按压穴位，以颈部向后仰，食指往上推高的方式，进行加压。

3. 按压头窍阴穴，使用拇指外的其余 4 指各按压穴位，以经穴为中心，沿着耳后，从上而下轻擦。4 指的指尖施力，在数厘米的范围内，加以轻擦。

预防晕车的妙招

① 乘车前饮食不宜过饱，勿吃油腻食物。

② 选择前排通风良好的座位，双目远眺，面向前方。

③ 乘车时背部紧靠椅背，利用充气枕头垫固定头部，防止身体随着车辆转弯时而摆动。

④ 心情愉快、心平气和，听音乐、聊天以转移注意力。出行前睡眠充足，车上不宜阅读。

方法 2 搓揉巨阙，或在内关、绝骨穴摆放糯米粒

穴位位置

巨阙穴： 位于胸骨下，在心窝中间处。

内关穴： 位于手臂的掌侧，距离手腕横纹的中央，在靠手肘方向 3 指宽的位置。

绝骨穴： 又称为悬钟穴。位于小腿外侧，在外脚踝高点上 3 寸，腓骨的前缘之处。

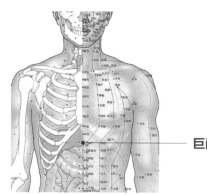

巨阙穴

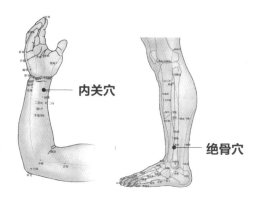

内关穴

绝骨穴

按摩方法

做法：搓揉巨阙穴。在内关穴、绝骨穴摆放糯米粒，然后在糯米粒上进行按压也有效果。此外，在坐车前，用绷带固定糯米粒在穴位处半小时，也能达到预防晕车的目的。

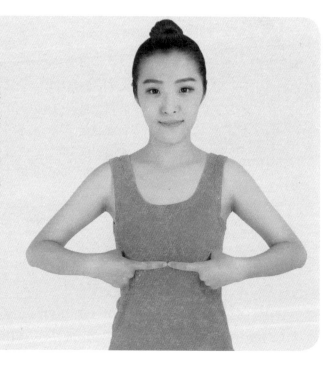

宿醉

解酒穴——醒酒除醉有强效

临床表现

症状 出现疲劳、头痛、口渴、眩晕、恶心、呕吐、失眠、手颤等表现。

成因 多由于饮酒过多，或深夜饮酒，导致睡眠不足所致。

酒精在被分解的过程中，所产生的乙醇会诱发头痛。同时，精神疲劳、暴饮暴食都可能引起急性胃炎，出现反胃、恶心等不舒服的症状。

宿醉时的昏沉状态，是因为肝脏解毒作用降低，积存过多酒精成分，使得自主神经错乱、平衡感觉变弱所致。不睡觉会使神经出现过劳、紧张的状态。

宿醉也可能与酒精中非乙醇成分有关，如果人没有休息，一直处于过劳、紧张的状态，就算醒着，也还是会形成宿醉。

缓解对策 想减轻宿醉，最好多补充水分和维生素 C；经穴疗法对改善症状，也有一定成效。

自我应对法

方法 **1** **按摩期门、肝俞、内关**

穴位位置

期门穴： 位于胸部，当乳头直下的两肋间隙处，即第 6 肋间，前正中线旁开 4 寸。

肝俞穴： 位于背部，第 9 胸椎棘突下旁开 1.5 寸处。

简易取穴法：先找到肩胛骨下角水平的第 7 胸椎，向下数 2 个椎体，在其下方凹陷处，旁开 2 指宽的外侧，即是肝俞穴。

内关穴： 位于手臂的掌侧正中线，距离手腕横纹中央，靠手肘方向 3 指宽的位置。

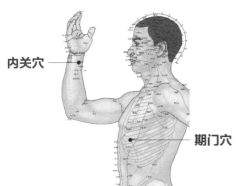

内关穴

期门穴

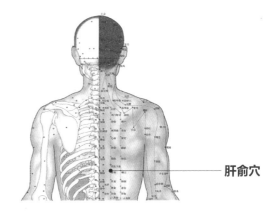

肝俞穴

按摩方法

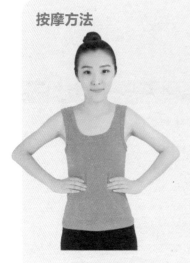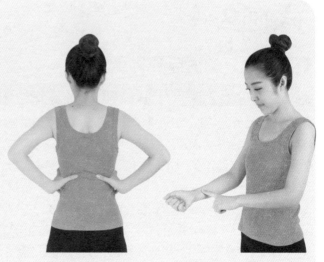

1. 首先按压期门穴，按压时，采取坐姿，使用拇指外的其余4指按压穴位，一面身体前倾，一面加压，另一侧也以同法进行。

2. 按压肝俞穴，按压时，坐在有靠背的椅子上，使用指根部的关节按压穴位，背部向椅子靠近加压，或直接用双手拇指按压穴位。

3. 指压内关穴，按压时，使用另一只手的食指按压穴位，或竖立拇指中央关节的状态，进行指压。

方法 2 压揉足三里、天柱、中脘、胃俞

穴位位置

足三里穴： 位于小腿外侧，外膝眼下4横指、胫骨外侧约1横指处。

天柱穴： 在后头部发际，两条斜方肌的正外侧凹陷处。

中脘穴： 位于心窝和肚脐连线的中点。

胃俞穴： 位在背部，第12胸椎棘突下方，距离脊椎2指宽的外侧。

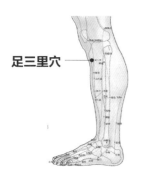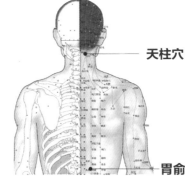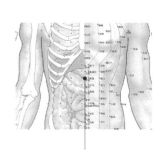

足三里穴

天柱穴

胃俞穴

中脘穴

按摩方法

　　用力按压足三里，然后依次以适中的力度按压天柱、中脘和胃俞。

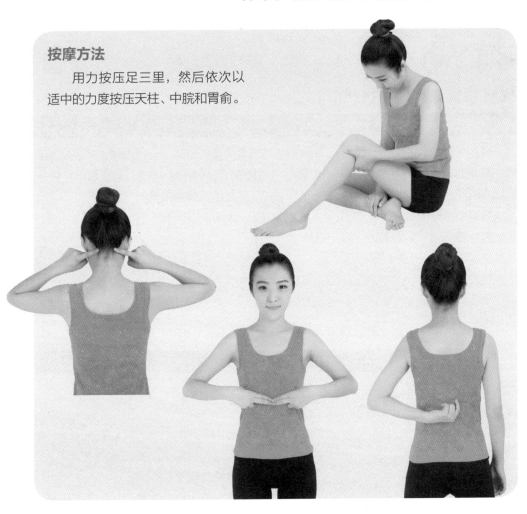

方法 3	按压解酒穴

穴位位置

　　解酒穴：耳垂处，女性扎耳洞的地方。

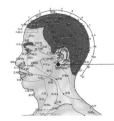

解酒穴

按摩方法

　　解酒穴为解除宿醉的特效穴位，喝酒前后都可按压，以缓解喝酒后的宿醉感。

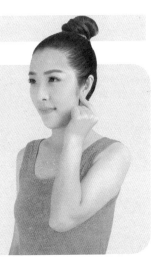

打嗝

找对穴位，轻松治打嗝

临床表现

在人体胸腔和腹腔间，有一个像帽子般、厚厚的肌肉，被称为膈肌，它将胸腔和腹腔隔开，有辅助呼吸的作用。

膈肌和其他器官一样，也有神经分布和血液供应。当受到刺激时，会出现阵发性和痉挛性收缩，于是出现打嗝。

膈神经从第二、三肋间隙伸出，和从脑中伸出的迷走神经关系密切。当压力使自主神经疲劳时，会经由迷走神经影响到内脏，若刺激到膈神经，也会引起打嗝。

此外，宿醉和其他因素引起的胃肠症状，也会刺激膈肌，引发反射性过敏或痉挛，造成打嗝的症状。

经穴疗法具有抑制痉挛的效果。

自我应对法

方法 1 按摩扶突、巨阙、上眼窝点

穴位位置

扶突穴： 位于喉结外侧，4 指宽的位置。

巨阙穴： 位于胸骨下，在心窝中间之处。

上眼窝点： 位于眼窝上缘中央的凹陷处。

胃俞穴： 位在背部，第 12 胸椎棘突下方，距离脊椎 2 指宽的外侧。

内关穴： 位于手臂的掌侧，距离手腕横纹的中央，在靠手肘方向 3 指宽的位置。

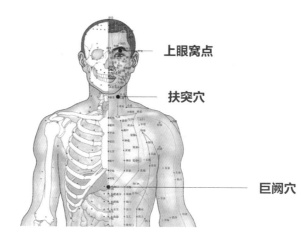

上眼窝点

扶突穴

巨阙穴

按摩方法

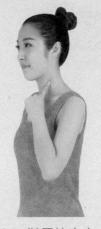 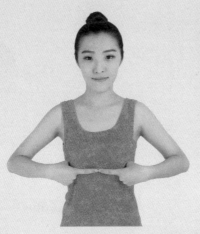 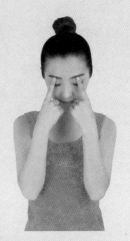

1. 指压扶突穴，按压时，食指按压穴位，若力度不够可弯曲第2关节进行加压。也可以采取坐姿进行。

2. 指压巨阙穴，按压时，可将双手食指相叠按压穴位，一面将身体往前倾，一面进行指压。

3. 按压上眼窝点，按压时双手食指从下往上推高，同时颈部向前加压，使压力增大。

方法 2 指压水泉、少府

穴位位置

水泉穴： 位在足内侧，内踝骨与跟腱之间的太溪穴下1寸的凹陷处。

少府穴： 位在手掌侧，第4、5掌骨之间，握拳时，小指指尖自然弯曲后，所触及的手掌处。

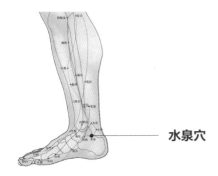

水泉穴

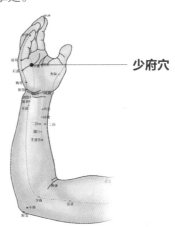

少府穴

273

按摩方法

用按摩棒或者其他圆钝头工具按压穴位。

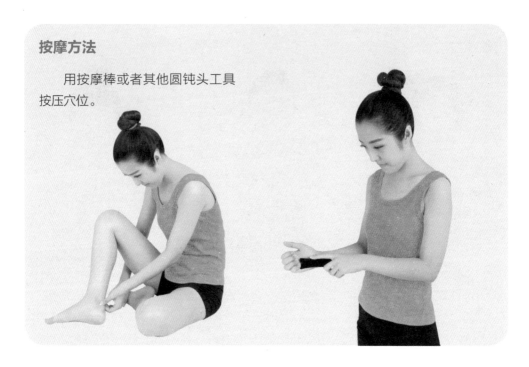

方法 3 按压攒竹

穴位位置

攒竹穴： 位于两眉头的凹陷处。

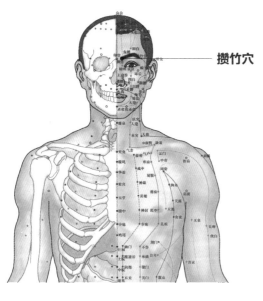

攒竹穴

按摩方法

用双于手指同时按压。

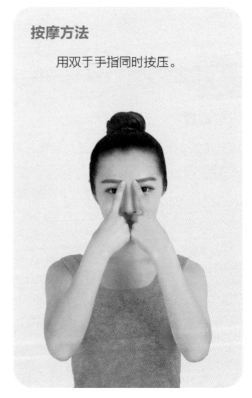

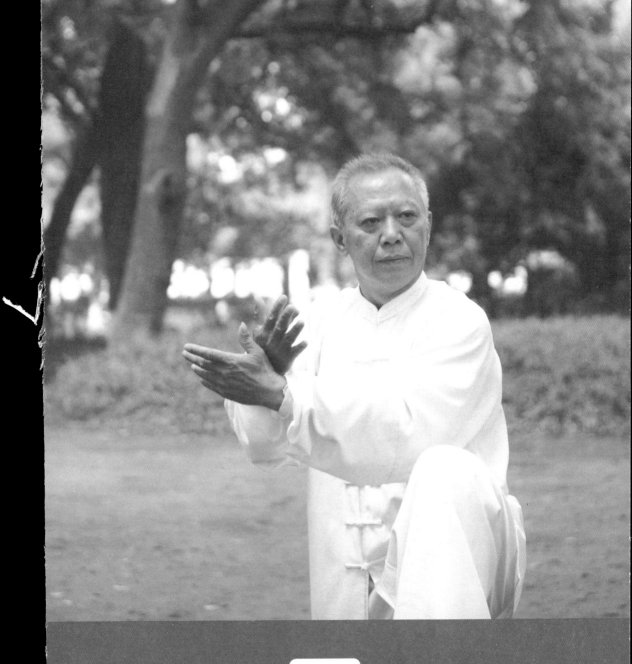

附录

中国源远流长的导引术

马王堆导引图
溯源千年养生史

在中医典籍《黄帝内经·异法方宜论》中记载："中央者，其地平以湿，天地所以生万物也众，其民食杂而不劳，故其病多痿厥寒热，其治宜导引按蹻，故导引按蹻者，亦从中央出也。"

《吕氏春秋》中记载："昔陶唐之世……民气郁阏而滞着，筋骨瑟缩而不达，故作为舞以宣导之。"

《庄子》一书中也提到："吹呴呼吸，吐故纳新，熊经鸟伸，为寿而已矣。此导引之士，养形之人，彭祖寿考者之所好也。"

以上都说明中国从上古起，就有利用各种导引吐纳之术来健身疗病的做法。

1973年，在湖南省马王堆3号汉墓出土的帛画——导引图，可说是世界上现存最早的健身运动图形资料。

导引图中的人物有男有女，有老有少，共44人，分为4排，每排11人，每人展示一种导引姿势，许多姿势还有文字注解。

画中人着衣各式各样，或长衣，或短裳，或裙或裤。有裸背者，有赤脚者，从服饰来看，皆为平民打扮，由此可知，当时导引健身的方法，已广泛普及到社会各个阶层。

导引图中的展示，可分为以下几类：

模仿动物者：如熊经、鸟伸、鹞背、沐猴、龙登、螳螂。

练习呼吸者：仰呼。

利用器械者：以杖通阴阳。

疗病者：如引聋、引膝痛、引温病、引痹痛。

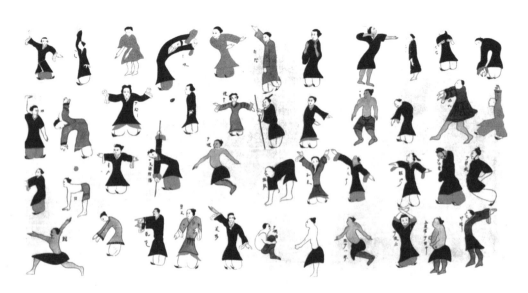

导引功法
八段锦

以下介绍的八段锦，就是现在较为流行的一种导引方法。

八段锦是一种导引功法，此功法历史悠久，简单易学，且功效显著。全套动作共8节，又分武八段与文八段2种。

文八段：为坐式，练法恬静，运动量小，适合起床前或睡前练习。

武八段：多为马步式或站式，运动量大，适合各种年龄、各种身体状况的人锻炼。

八段锦的名称，出自南宋初年洪迈的《夷坚志》："政和七年，李似矩为起居郎。……尝以夜半时起坐，嘘吸按摩，行所谓八段锦者。"

南宋时，曾慥（音读"造"）在《道枢》一书中，将其功法统一为：

仰手上举所以治三焦；左肝右肺如射雕；

东西单托所以安其脾胃；返而复顾所以理其伤劳；

大小朝天所以通五脏；咽津补气左右挑起手；

摆鲜鱼尾所以祛心疾；左右攀足所以治其腰。

在《医方类聚》《灵剑子导引子午记》等书中，均记载有类似的功法，现在流行的是晚清时所传的歌诀。

八段锦与中国传统养生治病的理念密切结合，内炼精气神，外练筋骨皮。整套动作柔和缓慢，圆活连贯；有松有紧，动静相兼。

适用对象：适宜中老年、亚健康族群，以及体质虚弱的愈后患者习练。

优点：不受时间、场地和天气的影响。

第1式　双手托天理三焦

步骤❶：自然站立，两脚平开，与肩同宽，含胸收腹，腰脊放松。正头平视，口齿轻闭，宁神调息，气沉丹田。

步骤❷：双手自体侧缓缓举至头顶，转掌心向上，用力向上托举，脚跟随双手的托举而起落。

步骤❸：托举数次后，双手转掌心朝下，沿着体前缓缓按至小腹，再还原。

功效：**调理三焦，补充元气滋养津液**

"双手托天"式重点在两手交叉上托，拔伸腰背，提拉胸腹，可调理三焦，促使全身上下气机流通，水液布散，促使全身得到元气和津液的滋养。

"三焦"属于六腑之一，位于胸腹之间，以胸膈以上为"上焦"，胸膈与脐之间为"中焦"，脐以下为"下焦"。三焦为元气通道，主司疏布元气和流行水液。

第2式　左右开弓似射雕

步骤❶：自然站立，左脚向左侧横开1步。

步骤❷：身体下蹲成"骑马步"，双手虚握于两髋外侧，随后自胸前向上画弧，提上与乳平高之处。

步骤❸：右手向右拉至与右乳平高，与乳距约2拳，意如拉紧弓弦，开弓如满月；左手捏剑诀，向左侧伸出，顺势转头向左，视线通过左手食指凝视远方，意如弓剑在手，待机而射。

步骤❹：稍作停顿后，随即将身体上起，顺势将两手向下画弧收回胸前，并同时收回左腿，还原成自然站立。此为左式，右式反之。左右调换练习十数次。

功效：消除胸闷，疏理肝气

"左右开弓"式展肩扩胸拔背，左右手如同拉弓射箭式，招式优美，可以抒发胸气，消除胸闷，疏理肝气，治疗胁痛；同时，能消除肩背部的酸痛不适。

长期伏案工作、精神压力较大者，练习此式可增加肺活量，改善呼吸功能，增强意志，恢复充沛精力。

第3式 调理脾胃须单举

步骤❶：自然站立，左手缓缓自体侧上举至头，翻转掌心向上，并向左外方用力举托，同时，右手向下虚按呼应。

步骤❷：举按数次后，左手沿体前缓缓下落，还原至体侧。

右手举按动作如同左手，唯方向相反。

功效：开脾胃活络肝胆，调节气机

"脾胃"是人体的后天之本，气血生化源泉。中医则认为，脾胃一主升发清气，一主消降浊气。练习该式，左右上肢松紧配合、上下对拉拔伸，能够牵拉腹腔，充分按摩到脾胃肝胆，并辅助其调节

气机，有助于恢复消化吸收。

第4式 五劳七伤往后瞧

步骤❶：自然站立，双脚与肩同宽，双手自然下垂，宁神调息，气沉丹田。

步骤❷：头部微微向左转动，两眼目视左后方，稍停顿后，缓缓转正，再缓缓转向右侧，目视右后方稍停顿，转正。左右调换练习十数次。

"五劳"是指心、肝、脾、肺、肾，五脏的劳损；"七伤"是喜、怒、忧、思、悲、恐、惊，七情的伤害。

"五劳七伤"在没形成脏器的实质性伤害时，症状表现类似亚健康状态。如果长此以往，身体不能及时得到休养生息，损伤日积月累，终究会形成大病。

功效：增强免疫力，改善体质

经常练习此式，转头扭臂，能调整大脑与脏腑联络的交通要道——颈椎（中医称为"天柱"）；同时，挺胸可刺激胸腺，进而改善大脑对脏腑的调节功能，并增强免疫力，改善体质，促进自身向良性方向调整，消除亚健康状态。

第5式 摇头摆尾去心火

步骤❶：两脚横开，双膝下蹲，成"骑马步"。上体正下，稍向前探，两目平视，双手反按在膝盖上，双肘向外撑。

步骤❷：以腰为轴，头脊要正，将躯干画弧摇转至左前方，左臂弯曲，右臂绷直，肘臂外撑，头与左膝呈一垂线，臀部向右下方撑劲，目视右脚尖。

步骤❸：稍微停顿后，随即向相反方向，画弧摇至右前方。此步骤重复十次。

功效：**改善心烦、口臭、失眠多梦**

"摇头摆尾"一式，上身前俯，尾闾摆动，使心火下降，肾水上升，水火相济，自然心烦、口疮、口臭、失眠多梦、小便热赤、便秘等症状可不药而愈。

第6式　两手攀足固肾腰

步骤❶：松静站立，两脚平开，与肩同宽。

步骤❷：两臂平举，自体侧缓缓抬起至头顶上方，转掌心朝上，向上做托举状。

步骤❸：稍微停顿，将两腿绷直，以腰为轴，身体向前俯，双手顺势攀足。

步骤❹：稍作停顿，将身体缓缓直起，双手顺势起于头顶之上，两臂伸直，掌心向前，再自身体两侧缓缓下落于体侧。

功效：**调理生殖、泌尿系统**

"两手攀足"一式，身体前屈后伸，重在拉伸人体的督脉、足太阳膀胱经。督脉主一身之阳气，主司人体的生殖机能，膀胱经行于后背，是人体最长的一条阳经，经常锻炼，对生殖、泌尿系统，以及腰背部的肌肉，都有调理功效。

固肾——强化先天之本

腰为肾之府，练习"两手攀足固肾腰"一式，能疏通膀胱经、拉伸督脉，有固肾、延年、壮腰背的功效。

平时也可多吃些固本培元、强精固肾的食材或药材：如韭菜、淡菜、虾、牡蛎、蛤蜊、山药、莲子、芡实、枸杞。

第7式　攒拳怒目增气力

步骤❶：两脚横开，两膝下蹲，呈"骑马步"。双手握拳，左拳向前方击出，顺势头稍向左转，两眼通过左拳凝视远方，右拳同时后拉，与左拳出击形成一种"争力"。

步骤❷：随后，收回左拳，击出右拳，要领同前。重复十数次。

功效：**疏泄肝气，强健筋骨**

中医认为，肝主筋，开窍于目。"攒拳怒目"一式，马步冲拳，怒目瞪眼，可刺激肝经系统，使肝血充盈，肝气疏泄正常，久练能收强健筋骨的功效。长期静坐或卧床少动、气血多有郁滞者，尤其适合习练。

第8式　背后七颠百病消

步骤❶：两脚并拢，两腿直立，身体放松，两手臂自然下垂，手指并拢，掌指向前。

步骤❷：双手平掌下按，顺势将两脚跟向上提起。

步骤❸：稍作停顿，将两脚跟下落着地。重复练习十数次。

功效：**拔伸脊椎，按摩五脏六腑**

"背后七颠"一式动作简单，但功效显著：踮脚而立，能拔伸脊椎；下落振身，可按摩五脏六腑。

俗话说得好："百步走不如抖一抖"。这一式下落振荡导致全身的抖动，十分舒服，不仅有利于消除百病，也正好可作为整套功法的收功动作。

含章·速查超图解系列·白金版

（全17册）

BTV养生堂、BTV我是大医生栏目主讲嘉宾

中国保健协会食物营养与安全专业委员会会长

孙树侠 权威领衔主编

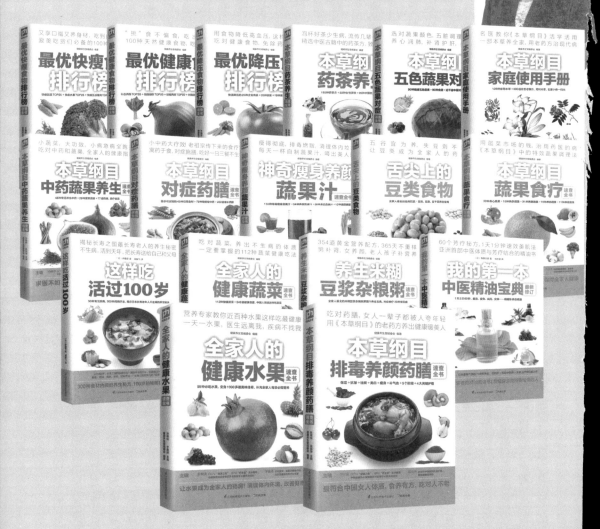

顶尖生活类图书排版设计，最适合人眼的色彩识别，让视觉阅读无懈可击，权威营养专家审订主编，让全民养生理念回归经典，以科学引导优质生活。